# 告别

# 痛风

饮食+理疗+中医调养

赵春杰　主编

U0348484

华龄出版社
HUALING PRESS

责任编辑：郑建军

责任印制：李未圻

**图书在版编目（CIP）数据**

告别痛风 / 赵春杰主编． -- 北京 ： 华龄出版社，

2019.12

ISBN 978-7-5169-1601-8

Ⅰ． ①告… Ⅱ． ①赵… Ⅲ． ①痛风—中医治疗法

Ⅳ． ① R259.897

中国版本图书馆 CIP 数据核字（2019）第 298213 号

书　　名：告别痛风

作　　者：赵春杰

出 版 人：胡福君

出版发行：华龄出版社

地　　址：北京市东城区安定门外大街甲 57 号　　邮　　编：100011

电　　话：010-58122246　　　　　　　　　　传　　真：010-84049572

网　　址：http://www.hualingpress.com

印　　刷：德富泰（唐山）印务有限公司

版　　次：2020 年 5 月第 1 版　　　2020 年 5 月第 1 次印刷

开　　本：710×1000　　1/16　　　　　　　印　　张：14

字　　数：200 千字

定　　价：68.00 元

目录

## 第二章　最适合痛风患者吃的常见食物

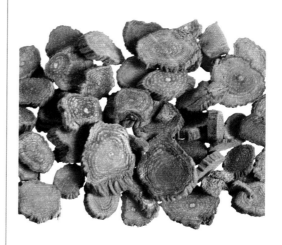

## 第三章　妙药奇方——寓药于食病自消

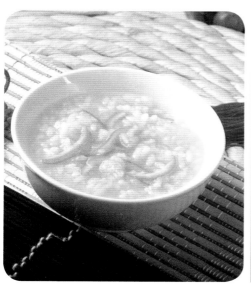

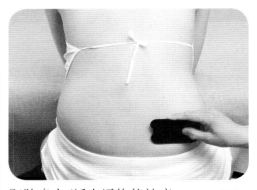

# 第四章 穴到痛自消——经络穴位治痛风

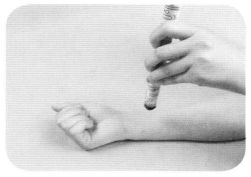

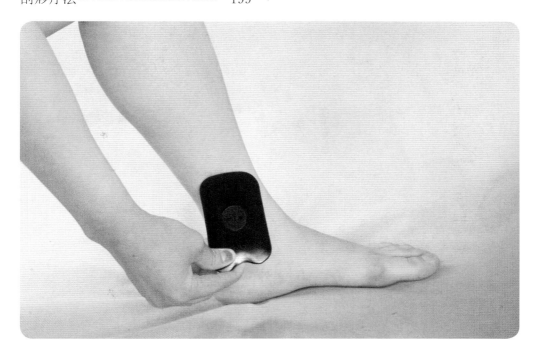

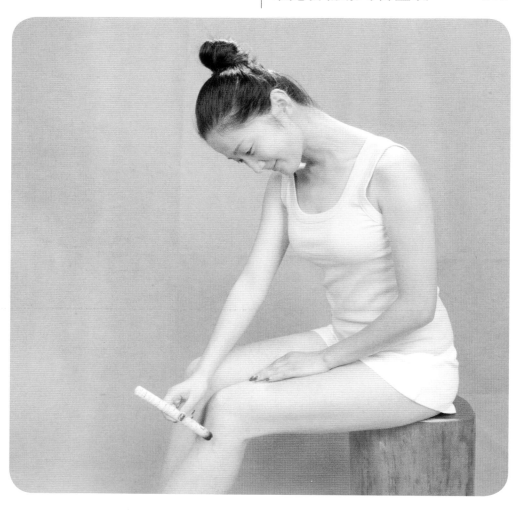

# 第一章

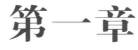

# 不可不知的痛风
# 基本知识

# 一、什么是痛风

痛风是一种嘌呤代谢紊乱所致的疾病，以高尿酸血症及由此而引起的痛风性急性关节炎反复发作、痛风石沉积、痛风石性慢性关节炎和关节畸形为症状，常常累及肾脏，以慢性间质性肾炎和尿酸肾结石形成为主要临床特点。根据病因分为原发性和继发性两大类。原发性病因除少数由于酶缺陷引起外，大多未阐明，常伴高脂血症、肥胖、糖尿病、高血压病、动脉硬化和冠心病等，属遗传性疾病。继发性可由肾脏病、血液病及药物等多种原因引起。本病多见于40岁以上男性，绝经期后的妇女也有发生。本病常由于酒食失节、过劳、受寒或感染等多种因素促发，以春秋季发作多见，且常在午夜突然发病。本病除药物引起之外，大多缺乏病因治疗，因而不能根治，晚期常伴肾功能不全。痛风属中医的"痹证""历节风""腰痛"等范畴。由于过食肥甘、酗酒、过劳、紧张或感受风寒湿热等邪，致气血凝滞、痰瘀痹阻、骨节经气不通也可能导致。

中医关于痛风的病理变化为风热之邪、与湿相并、合邪为患，或素体阳盛肝旺，或酒食失节、蕴生痰热，均可致风湿热邪，或风夹痰热，滞留经络关节，痹阻气血，而为风湿热痹。风寒夹湿，袭入经络，凝涩气血，经气不通，而发为风寒湿痹。痹证日久不愈，气血运行不畅日甚，则痰浊瘀血痼结经络，而致关节刺痛、结节、畸形等症。邪恋伤正，脾肾阳虚，终致固摄无权，精微下泄，形体衰惫。

## 【诊断要点】

（1）起病多中年以上，突然发生拇趾、跖、踝、膝等处单关节红肿疼痛、活动受限，或跖趾、指间和掌指等处有痛风石。

（2）关节腔穿刺，取滑囊液偏光学显微镜检查，可找到尿酸盐结晶。血尿酸增高，可有肾尿酸结石或蛋白尿，以及肾功能减退等肾脏疾病。

# 二、痛风病症病史

痛风古称"王者之疾""帝王病""富贵病"，因为此症易发生在达官贵人的身上，如元世祖忽必烈晚年就因饮酒过量而饱受痛风之苦，使他无法走路、骑马和领兵上阵。

"痛风"一词最早出现在南北朝时期的医学典籍里，因其疼痛来得快如一阵风，故由此命名。古代称其为"痛痹"，明朝虞抟所著《医学正传》云："夫古之所谓痛痹者，即今之痛风也。诸方书又谓之白虎历节风，以其走痛于四肢骨节，如虎咬之状，而以其名名之耳"。

世界其他地方亦有痛风疾病的古

代纪录，如公元前 2640 年，埃及人的身上已经发现有痛风引致大拇趾关节病变。古希腊名医希波克拉底称痛风为"不能步行的病"，并指出痛风是富者的关节炎，而风湿则是贫者的关节炎。在他的《格言》(Aphorisms) 中，他对痛风下了以下的结论："太监不会得痛风，女人在更年期以后才会得痛风，男性在有性生活后才会得痛风，痛风的发炎在发生后 40 天内就会消退，痛风在春秋两季较会发生。"

公元 3 世纪，罗马医师盖伦首次描述痛风石（尿酸盐）。痛风英文字"gout"是由拉丁文 Gutta 而来，是一滴的意思。在当时中世纪的医学概念"四体液说"中，痛风是被认为关节的部位多了恶毒液体。

颇为有趣的一点是，在历史上，痛风曾一度被认为是一种社会向往的疾病，因为只有达官贵人，有权有势的上流社会人士才有机会患上痛风。此外，亦有人认为痛风的发作可以预防瘫痪和中风等更严重的疾病。

# 三、嘌呤与尿酸——痛风的罪魁祸首

## 什么是尿酸

尿酸是鸟类和爬行类动物的主要代谢产物，微溶于水，易形成晶体。

正常人体尿液中产物主要为尿素，含少量尿酸。

体内的老旧细胞，还有食物，尤其是富含嘌呤的食物（如动物内脏、海鲜等）在体内新陈代谢过程中，其核酸氧化分解产物就有嘌呤（这种内源性的嘌呤占总嘌呤的 80%）。体内产生嘌呤后，会在肝脏中再次氧化（2，6，8—三氧嘌呤），又称为尿酸。2/3 尿酸经肾脏随尿液排出体外，1/3 通过粪便和汗液排出。可见，嘌呤是核酸的氧化分解的代谢产物，而尿酸是嘌呤的代谢最终产物，其中的嘌呤环没有解开。

尿酸高是人体内有一种叫作嘌呤的物质因代谢发生紊乱，致使血液中尿酸增多而引起的一种代谢性疾病，体内尿酸每日的生成量和排泄量大约是相等的，生成量方面，1/3 是由食物而来，2/3 是体内自行合成，排泄途径则是 1/3 由肠道排出，2/3 从肾脏排泄。上述各种途径只要有任何一方面出问题，就会造成尿酸升高。尿酸上升，因为它会阻碍血液分泌尿酸的过程，使尿酸无法排出。尿酸过高，也会引发其他疾病。

过去比较少见的痛风如今多了起来，不仅是中老年人发病，而且还出现了年轻化的趋势，成了一种常见病。在临床上，男性尿酸正常值：149～416 微摩尔/升。女性尿酸正常值：89～357 微摩尔／升。如果超出指标的话，就是尿酸高了。

女性的正常参考值略比男性低，通常要到停经期后尿酸值才逐渐上升，并接近成年男性的数值。儿童的正常参考值较低（约在 180～300 微摩尔／升），在青春期后男子的尿酸开始上升，逐渐达到成人浓度。

## 正常的血清尿酸水平

正常情况下，体内的尿酸大约有 1200 毫克，每天新生成约 600 毫克，同时排泄掉 600 毫克，处于平衡的状态。但如果体内产生过多来不及排泄或者尿酸排泄机制退化，就会导致体内尿酸滞留过多，当血液尿酸浓度大于 7 毫克／分升时，人体体液变酸，不仅会影响人体细胞的正常功能，长期置之不理还会引发痛风。另外，过于疲劳或是休息不足亦可导致嘌呤代谢相对迟缓，导致痛风发病。

血中尿酸全部从肾小球滤过，其中 98% 在近曲小管中段又被分泌到肾小球腔内，然后 50% 重吸收的尿酸在近曲小管中段又被分泌到肾小管腔内，在近曲小管直段又有 40%～44% 被重吸收，只有 6%～10% 尿酸排出。正常人体内尿酸的生成与排泄速度较恒定。体液中尿酸含量变化，可以充分反映出人体内代谢、免疫等机能的状况。

## 血尿酸高的原因

### 体内尿酸过多

（1）嘌呤摄入过多：血尿酸高含量与食物内嘌呤含量成正比。摄入的食物内 RNA 的 50%、DNA 的 25% 都要在尿中以尿酸的形式排泄，严格限制嘌呤摄入量可使血清尿酸含量降至 60 微摩尔／升，而尿内尿酸的分泌降至 1.2 微摩尔／升。

（2）内源性嘌呤产生过多：因为嘌呤最主要的用途是 DNA 和 RNA 的构成成分，当细胞 RNA 和 DNA 氧化分解过多，合成减少，就会有大量的 DNA 和 RNA 碎片产生，也就是更多的嘌呤产生，当细胞被氧化的时候，最先受到损害的就是 DNA，所以，随着年龄增长嘌呤的产生就越多，痛风的比例也越高。

### 肾处理尿酸功能异常

持续血尿酸高的患者中 90% 有肾处理尿酸功能的异常。在高尿酸血症并有痛风的患者中，给予其不同的尿酸负荷，其尿酸盐清除与肾小球滤过率的比值要低于正常人群。尿酸分泌的减少可能与肾小球滤过率的降低、肾小管分泌减少或肾小管重吸收有关。

虽然血尿酸高在慢性肾病中较为常见，但血尿酸浓度与血肌酐、血尿素氮之间的关系还不清楚。随着肾功能的减退，每单位肾小球的尿酸分泌量是增加的，但肾小管的分泌能力基本不变，肾小管的重吸收能力也是降低的，肾外尿酸的清除能力明显增加。

（1）肾小管分泌受抑制：最为重要的机制之一。由于药物、中毒或内源性代谢产物抑制尿酸排泄和（或）再吸收增加。当阴离子转运系统受抑制时会出现这种情况，其中两个重要的抑制因子是乳酸和酮酸类。

（2）肾小管重吸收增多：高尿酸血症也可由于距分泌位置的远端重吸收的增强导致。这些可见于糖尿病脱水或利尿治疗的时候。

（3）肾小球滤过减少：这种情况也可使血尿酸水平增高。其中之一的机制是滤过率降低，这是肾功能不全或衰竭的高尿酸血症的主要原因。尿酸净重吸收增加可发生在容量降低的情况下，这是利尿剂引起高尿酸血症的机制之一。

两种因素同时存在

很多患者是尿酸产生增加和排泄减少两种因素同时存在的。如葡萄糖6-磷酸酶缺乏症、遗传性乳糖不耐受（lactose intolerance）的患者。酒精也可通过两种途径使血尿酸潴留。过度酒精摄入加速肝脏降解ATP，增加尿酸的产出。酒精导致的血尿酸也阻止了尿酸的排泄。高嘌呤含量的酒精饮料如啤酒也是重要因素。

尿酸排出体外的两条通道

人体生成的尿酸不再被分解利用，几乎全部排出体外。排出的途径有两条：

（1）通过肾脏随尿排出。这是最主要的排出途径，大约60%～70%的尿酸由这一途径排出。当尿酸随血液循环流入肾小球时，几乎全部由肾小球滤过，其中大多被近端肾小管重吸收，然后又由远曲小管分泌而随尿排出，所以完整的肾小球和肾小管功能状态是保证尿酸排泄的重要条件。肾脏有病变时，尿酸排泄减少，血中尿酸升高而引起痛风属于继发性痛风。

（2）通过肠道随粪便排出。这不是主要的途径。一个健康成人按每日生成600～700毫克尿酸计算，大约400～500毫克由肾脏排出，150～200毫克由肠道排出。肾脏排泄尿酸的能力是有限度的。当尿酸生成量过多，超过了肾脏排泄的最大限度时（肾脏每日尿酸的最大排泄量约为800～1000毫克），血尿酸就会升高，尿酸就易在关节、肾脏沉积而导致痛风。除了肾小球及肾小管功能（总称为肾功能）维持正常这个先决条件外，尿量与尿酸碱度（即尿pH）也是尿酸能否由肾脏充分排泄的重要条件。当饮水量不足而致尿量减少、尿液偏于酸性时（尿pH低于5.5以下），尿酸就不容易溶解于尿中随尿排出，而易沉积于肾脏，即使肾功能完全正常也是如此。所以为了使尿酸充分排出，就必须有足够

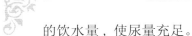

的饮水量，使尿量充足。

# 四、痛风的分期及临床症状

诊断痛风时，可抽取患者的关节液或痛风石成分，并直接在显微镜下观察尿酸晶体进行诊断。验血时也可发现患者的尿酸值高低，但临床上却有少数患者的尿酸值正常。因为痛风患者时常会伴随其他病况，有些药物可能会影响肝脏或肾脏功能，因此在检查时也必须检测血糖值、血脂肪值、肝功能、肾功能等项目。

临床上一般可将痛风分为四期描述，但并不表示每位痛风患者都须依序经过这四个时期。痛风的四个分期包括：无症状的高尿酸血症；急性痛风关节炎；发作间期；痛风石与慢性痛风关节炎。

肾结石可在第二至第四期发生。在医院求诊的患者，各种分期皆可能发生。临床上应多注意生化检查报告，也可查出痛风患者。建议大家定期接受身体检查，注意检查结果报告，以早日发现问题。

## 第一期——无症状的高尿酸血症

此时期患者的血清中尿酸浓度会增高，但并未出现临床上的关节炎症状，痛风石或尿酸结石等临床症状。有些男性患者可能在青春期即发生此种情形，这可能与家族史有关。女性患者则较常在停经期才出现。无症状的高尿酸血症情形可能终其一生都会存在，但也可能会转变成急性痛风关节炎或肾结石，临床大多数无症状的高尿酸血症患者会先发生痛风症状，才转变其他情形，但约有 10% ～ 40% 患者则会先发生肾结石症状。

## 第二期——急性痛风关节炎

此时期的患者会在受累关节部位出现剧痛症状，在病发的早期较常侵犯单一关节（占 90%），其中约有半数发生于一脚掌骨关节，造成患者疼痛难当，无法穿上鞋子。发展到后来，有时也可能只侵犯其他部位，也很可能会侵犯多处关节，痛风常犯部位包括大脚趾、脚背、脚踝、脚跟、膝、腕、手指和肘等部位。但其他部位也会发作。应注意，切勿以为其他部位的疼痛一定不是由痛风所引起。

一般而言，痛风患者会在晚上开始发生剧疼，有时候也会同时出现发烧症状，此种情形的发作常常见于饮食过量，尤其是宴会后、饮酒、服药、外伤或手术后发作，有时在脚踝扭伤后也会引发，尤其是脱水时。临床上在患者入睡前可能尚无任何异样，但痛风发作时所引起的剧痛可能会使患者从睡梦中痛醒，且受犯关节会出现严重红肿热痛现象，令人疼痛难耐，症状会由轻而重，发冷与颤抖现象也会逐渐加重，最痛时有如撕裂般，令人无法忍受，而后症状再慢慢减轻。

由于局部出现红肿热痛，且常伴随发烧症状，有些患者可能出现关节肿大积水，且抽取液体时会出现黄浊液体，因此有时会被误为发生蜂窝组织炎或细菌性关节炎。此时可能会持续一二天或至二周，而后会慢慢改善。

## 第三期——发作间期

发作间期是指患者症状消失的期间，即临床上患者未出现任何症状；发作间期长短不等，可能会持续一二天至几周。约7%的患者很幸运，他们的痛风会自然消退，不再发作。但是大多数患者会在一年内复发，反复发作后倾向于多关节性，发作较严重，发作期较长，且伴随着发烧。

## 第四期——痛风石与慢性痛风关节炎

罹患痛风石与慢性痛风关节炎的患者，在体内会有尿酸结晶沉积在软骨、滑液膜及软组织中，形成痛风石，而且血中的尿酸浓度越高，患病的期间越久，则痛风石可能会沉积越多。有时会影响血管与肾，造成严重肾功能衰竭，使肾病越严重，并造成不易排泄尿酸的恶性循环，令痛风石的沉积也就越多。

沉积痛风石的部位很多，包括耳朵、手部、肘部、跟腱、脚踝或脚趾，有时候更会引起局部溃疡，不易愈合，甚至于需接受截除手术。严重的会引起关节变形或其他慢性症状，足部变形严重时还会影响患者穿鞋。此外，发生肾结石的危险性随血清中尿酸浓度增高而增加，且也常会引起肾病变，肾衰竭后还可能需接受血液透析，这也是引起痛风患者死亡的主要原因之一。

此外，痛风常见于肥胖、高三酸甘油酯血症及高血压患者。肥胖者尿酸产量会增多且排泄会减少，引起高尿酸血与痛风。若临床上同时出现这些疾病，在检查时应同时注意评估。

# 五、千万不要忽视痛风并发症

痛风并发症主要因为痛风治疗不及时、医治时间长而产生的并发症。痛风患者一般体内糖和脂肪的代谢功能会明显降低，因此相当容易并发各种严重的疾病，比如糖尿病、高血压、高血脂、心肌梗死、狭心症、脑血管障碍等。

## 四大危险并发症

糖尿病

糖尿病与痛风两者都是因为体内

代谢异常所引起的疾病，很容易并发，而尿酸值与血糖值之间大有相关，通常尿酸值高者，血糖值也会比较高，平时应多饮水，有利于加速尿酸排泄。

### 高血压／高血脂

痛风患者大多是较为肥胖体型，体内蓄积过多的脂肪容易使动脉硬化，从而引起高血压，且由于痛风患者日常饮食偏向摄取高脂、高热量食物，因此体内的中性脂肪含量都相当高，胆固醇值通常也超过正常标准，是高脂血症的好发族群之一。肥胖患者应控制饮食，同时进行减肥运动。

### 心肌梗塞／狭心症

痛风患者的心脏血管容易发生动脉硬化的情形，导致血液无法充分送达心脏，血液循环机能不良，引起狭心症或心肌梗塞的概率就特别高，尤其是原本就患有高脂血症的痛风患者更是容易发生心脏疾病。

### 脑血管障碍

同样是导致动脉硬化的问题，差别是在脑部发生。其症状包括头痛、头昏眼花、手脚发麻或麻痹等，严重的话，患者有失去意识之虞，甚至死亡，病患就诊时可做血管摄影、脑部的CT、MRI检查。

### 导致肾脏病变

慢性尿酸盐肾病的尿酸盐晶体沉积于肾间质，导致慢性肾小管间质性肾炎。临床表现为尿浓缩功能下降，出现夜尿增多、低比重尿、小分子蛋白尿、白细胞尿、轻度血尿及管型尿等。晚期可致肾小球滤过功能下降，出现肾功能不全。

尿酸性尿路结石，尿中尿酸浓度增高，呈过饱和状态，在泌尿系统沉积并形成结石。这在痛风患者中的发生率达20%以上，且可能出现于痛风关节炎发生之前。结石较小者呈砂砾状随尿排出，可无症状；较大者可阻塞尿路，引起肾绞痛、血尿、排尿困难、泌尿系感染、肾盂扩张和积水等。

急性尿酸性肾病，血及尿中尿酸水平急骤升高，大量尿酸结晶沉积于肾小管、集合管等处，造成急性尿路梗阻。临床表现为少尿、无尿，急性肾功能衰竭，尿中可见大量尿酸晶体。多由恶性肿瘤及其放化疗（即肿瘤溶解综合征）等继发原因引起。

## 六、痛风疾病的高发人群

性别因素：男人比女人易患痛风，男女发病比例为20∶1。而且，女性患痛风几乎都是在绝经以后，这可能与卵巢功能的变化及性激素分泌的改变有一定的关系。

体重因素：肥胖的中年男性易患痛风，尤其是不爱运动、进食肉类蛋白质较多、营养过剩的人。

年龄因素：年龄大的人比年轻的

人易患痛风，发病年龄约为45岁左右。不过，由于近年来，人们生活水平普遍提高，营养过剩，运动减少，痛风正在向低龄化发展。现在30岁左右的痛风患者也很常见。

饮食因素：进食高嘌呤饮食过多的人易患痛风，贪食肉类的人比素食的人易患痛风。

饮酒因素：酗酒的人较不饮酒的人易患痛风。

职业因素：脑力工作者易患痛风。

# 七、容易误认为痛风的病

## 类风湿关节炎

有慢性关节炎的痛风，由于持续关节肿胀疼痛，须与类风湿关节炎鉴别。

鉴别要点：

（1）类风湿性关节炎好发于年轻女性，一般缓慢起病，多呈进行性间歇加重。关节炎可长期反复发作。痛风好发于中、老年男性，发病急骤，疼痛剧烈，多在夜间突然关节痛或加重，首发症状常为第一跖趾关节红、肿、热、痛，早期发作疼痛常可自行缓解，间歇期良好。

（2）类风湿性关节炎表现为多发性、对称性的小关节疼痛及梭形肿胀，这些关节包括双侧近端指间关节、掌指关节、腕关节、肘关节、膝关节、

踝关节和跖趾关节。晚期才有关节畸形和肌肉萎缩，罕见单个急性关节炎。而痛风性关节炎具有单侧和不对称性的特点。

（3）类风湿性关节炎患者受累关节有明显的晨僵，晨僵时间往往超过1小时。痛风性关节炎无晨僵的特点。

（4）类风湿性关节炎有类风湿因子阳性，而血尿酸正常，关节液无尿酸盐结晶发现。而痛风患者类风湿因子阴性，血尿酸升高，关节液可有尿酸盐结晶发现。

（5）类风湿性关节炎X线表现关节间隙变窄甚至关节面的融合，而痛风表现为骨皮质下囊肿样缺损性改变。

## 风湿性关节炎

20%～50%慢性痛风性关节炎患者误诊为风湿性关节炎。

鉴别要点：

（1）风湿性关节炎发病率日益下降，但痛风的发病率日益增高。

（2）风湿性关节炎多见于儿童及青年，以急性发热及关节肿痛起病。可表现为1日内或数日内游走性多关节疼痛，即一处关节炎症消退，另处关节起病。而痛风性关节炎多见于中老年男性，早期多有反复发作的急性单关节炎，受累关节逐渐增多的特点，受累关节多为下肢关节且下肢关节的症状重于上肢关节，多呈非对称性肿胀。个别晚期因尿酸盐在组织中广泛

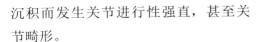

沉积而发生关节进行性强直，甚至关节畸形。

（3）风湿性关节炎还应具备心脏、皮肤损害等风湿热的表现，很少累及跖趾关节。

（4）风湿性关节炎血尿酸盐正常，X线关节摄片骨质无异常。

（5）鉴别困难时可穿刺抽取关节滑液，痛风性关节炎关节滑液在偏光显微镜下检查可见到大量针状尿酸盐结晶。

（6）风湿性关节炎抗"O"阳性，但抗"O"升高只能证明有过链球菌先驱感染，仅起到辅助诊断作用，不能仅凭此确诊为风湿性关节炎。血沉和C反应蛋白对诊断更无特异性，一般可作为疾病活动的指标。

## 丹毒

3%～5%的急性痛风性关节炎因关节周围红肿明显容易误诊为丹毒。

鉴别要点：

（1）丹毒为链球菌感染所致，沿淋巴管走行，局部皮肤为鲜红色，周围边界清楚，累及关节时关节处压痛并非是最重点。而痛风性关节炎肿胀以关节为中心，压痛点以关节处最重。

（2）丹毒患者多有发热，外周血白细胞显著升高多见。而痛风性关节炎一般全身症状较轻，外周血白细胞显著升高者相对少见。

（3）丹毒患者关节滑液中无尿酸

盐结晶，血尿酸正常。而痛风患者关节滑液中有尿酸盐结晶，血尿酸常明显升高。

## 化脓性关节炎

（1）化脓性关节炎：为病原体直接侵犯关节，多见于下肢负重关节。如髋关节和膝关节发病最多，不对称，多为单关节炎。并伴有高热和寒战。

（2）关节腔穿刺液呈化脓性改变。涂片或培养可找到细菌。常为革兰氏阳性球菌。如金黄色葡萄球菌、肺炎双球菌、脑膜炎双球菌、淋球菌及链球菌等。易并发骨膜炎及骨髓炎。

（3）关节液中无尿酸盐结晶发现，血尿酸正常。

（4）5%～8%的痛风性关节炎急性期可有血白细胞升高、发热，特别是痛风结石伴有破溃时易误诊为化脓性关节炎。

## 蜂窝织炎

外科医生可能会将痛风误诊为蜂窝织炎，误诊原因主要是对二者临床特点掌握得不准确所致。

蜂窝织炎局部有以下特点：

（1）明显红肿，但多为暗红色，周围较淡，边缘不清，红肿范围不以关节为中心，疼痛剧烈，病变向四周扩展迅速。局部常有化脓。

（2）病情严重时可有寒战高热，外周血白细胞计数升高。

（3）应用抗生素治疗有效。

## 足拇趾滑囊炎

6%～23%患者误诊为足拇趾滑囊炎，足拇趾滑囊炎有以下特点：

（1）局限在关节内侧、骨结构异常突出的部位，长期、持续、反复、集中和力量稍大的摩擦和压迫是产生滑囊炎的主要原因。其发作与穿尖头鞋、高跟鞋或步行过多等密切相关，换上宽松软鞋后很快缓解。无夜间急性发作的特点。

（2）逐渐出现圆形或椭圆形包块，缓慢长大伴压痛。可扪及清楚边缘，有波动感，皮肤无炎症。受到较大外力后，包块可较快增大，伴剧烈疼痛。此时皮肤有红、热，但无水肿。

（3）穿刺可得滑囊液，急性期可有血性黏液。血尿酸正常，无尿酸盐结晶发现。

## 骨性关节炎

约2%～5%左右会误诊为骨性关节炎，骨性关节炎有以下特点：

（1）是由于创伤、肥胖、代谢及遗传等因素造成。多见于中老年女性，全身关节皆可累及，但以远端指间关节、第一掌指关节、跖趾关节、颈腰椎为最常见。

（2）临床表现有骨质增生、关节肿胀疼痛、海伯顿结节或布夏达结节等。受累关节多为钝痛、活动后加重，休息后减轻。

注：在末端手指关节会出现小的骨质隆起，可称为海伯顿结节（Heberden's nodes）。中间的手指关节处也会出现相似的结节，叫作布夏达结节（Bouchard's nodes）。

（3）X线片可见到关节间隙狭窄、软骨下骨硬化，呈象牙质变性、边缘性骨赘及软骨下囊性变，但与痛风的骨皮质虫蚀形成翘突样改变不同。无血尿酸的升高，无尿酸结石形成。关节液及滑膜检查，无尿酸盐结晶。

## 血管性疾病

（1）少数痛风患者因伴有跛行（5%～10%），误诊为血栓闭塞性脉管炎。

（2）血栓闭塞性脉管炎好发于青壮年男子，尤有长期大量吸烟嗜好。一般无高血压、高血脂、动脉硬化或糖尿病等病史。

（3）病变主要在中小动脉，有足背动脉或胫后动脉搏动减弱或消失，患肢温度降低，肤色苍白或萎黄，时有疼痛。下垂位潮红，远端可有溃疡和坏死。初发时多为单侧下肢，以后可累及其他肢体。

（4）血管造影或彩超容易发现血供障碍。

## 肾小球肾炎

40%以上的痛风患者有肾损害，即痛风性肾病。大部分痛风性肾病多发生在关节炎之后，少数发生在关节炎之前，后者更容易误诊。痛风性肾病多误诊为慢性肾小球肾炎，往往贻误最佳治疗良机，有的患者因此可能会已到尿毒症晚期。痛风性肾病与慢性肾小球肾炎主要鉴别点在于：

（1）痛风性肾病常有关节症状或伴有关节症状，而肾小球肾炎损害一般没有关节症状。痛风性肾病主要是由高尿酸引起间质性肾炎，肾小管功能受损较早，早期为肾浓缩功能障碍。尿液变化较少，有轻度蛋白尿，很少有红、白细胞。影响肾小球的滤过功能较慢，一般为 10～15 年。而慢性肾小球肾炎尿液改变较重，先为肾小球功能损害，后为肾小管功能损害，继之出现肾功能不全。

（2）痛风性肾病在出现肾小球功能减退后其血尿酸升高与尿素氮、肌酐值升高不成比例，24 小时尿尿酸排泄量增加。慢性肾小球肾炎发生肾功能减退较早，血尿酸、肌酐皆升高，24 小时尿尿酸排泄量减少。慢性肾小球肾炎尽管血尿酸升高明显，但很少发生关节炎。

（3）痛风性肾病在关节周围或耳郭处可见痛风结节，而肾小球肾炎损害无此现象。

（4）痛风性肾病经别嘌呤醇降尿酸治疗可使临床症状、肾功能明显好转。肾小球肾炎损害别嘌呤醇降尿酸治疗临床症状、肾功能改善相对不明显。

（5）有学者认为痛风肾病患者尿蛋白圆盘电泳以小分子蛋白为主，尿红细胞位相检查为均一红细胞，浓稀试验肾小管功能损害早而明显。这些特点与痛风肾病病理主要累及肾间质小管一致。而慢性肾炎病理基础是肾小球病变，以畸形红细胞、中分子蛋白尿为主，两者截然不同。尿蛋白圆盘电泳及尿红细胞位相检查在两者的早期有重要鉴别诊断价值。

## 其他晶体性关节炎

痛风性关节炎还需与其他晶体性关节炎鉴别，鉴别要点如下。

痛风性关节炎：多见于男性中老年。为常染色体显性遗传。累及关节为拇、跖、指掌。发病特点急，午夜凌晨发作，可自行缓解，疼痛程度剧烈较重，发作病程 3～14 天。秋水仙碱试验治疗显效。实验室检查：①滑膜液和组织活检可见尿酸盐结晶；②X 线摄片骨呈凿孔样；③血尿酸水平升高。

假性痛风：多见于男性老年，为性染色体显性遗传，累及关节为膝髋髁、椎间关节。发病可急，有时在凌晨，可自限，有时重。半天至数周或更长。秋水仙碱试验治疗无效。可见 CPPD 结晶和软骨钙化，血尿酸水平正常。

羟磷灰石沉积症：女性略多于男

性，常为老年发病，为常染色体显性遗传。累及关节为肩、膝、髋、脊柱，症状有时加重，病程较长。秋水仙碱试验治疗无效。

Alizarinred 染色可见 Apatite 结晶，有软骨钙化。血尿酸水平正常。

类固醇结晶关节炎：女性多于男性，任何年龄均可患病，封闭关节发病，非家族遗传病。封闭关节有时急性发作，可较重，病程较长。秋水仙碱试验治疗无效。为类固醇结晶，可见软组织钙化。血尿酸水平正常。

# 八、不可不知的用药细节

## 细节一：痛风急性期，用药有讲究

在痛风急性期，首要问题是尽快控制关节炎症，缓解患者疼痛。所用的药物主要有秋水仙碱、非甾体类消炎药和糖皮质激素。

秋水仙碱：传统的大剂量疗法因副作用较大现已逐渐被小剂量疗法（每次 0.5 毫克，每日 3 次）所取代。由于秋水仙碱的副作用，其现已逐渐退出临床首选地位。临床停药指标：炎症及疼痛明显缓解或患者出现严重消化道反应（恶心、呕吐、腹泻等）。

非甾体抗炎药（nsaids）：目前，非甾体类消炎药已取代秋水仙碱成为控制痛风急性发作的一线药物。有研

究显示，非甾类抗炎药物之间无差异，治疗成功关键不是选择何 NSAIDs，而是取决于 NSAIDs 的使用时机和剂量，使用越早，剂量越足（头两天剂量加倍），疗效就越明显。

糖皮质激素：通常用于秋水仙碱和非甾体抗炎药无效或不能耐受者。口服泼尼松每日 20 ～ 30 毫克，3 ～ 4 天后逐渐减量停药。较新的国内上市的有倍他米松磷酸钠注射液。

总之，急性痛风性关节炎首先推荐使用非甾类抗炎药，其次推荐使用类固醇激素口服或局部关节腔注射，秋水仙碱因其有效剂量和中毒剂量过于接近而被作为第三选择。

## 细节二：不能用抗生素控制痛风急性发作

痛风急性发作时，受累关节（多见于大拇趾及足背）迅速出现红、肿、热、痛及功能障碍，病情严重者还可出现发热、白细胞升高。如不做详细的病史追问、体检和血尿酸等检查，很容易被误诊为局部感染性炎症（如丹毒等），并给予大剂量青霉素等抗生素治疗，这是痛风治疗中最常见的误诊误治。由于痛风急性发作本身有一定的自限性，一般患者即使无任何治疗，亦多可于疾病发作 3 ～ 10 日逐渐自行缓解。这种自行缓解常常被医生或患者误认为是使用抗生素的结

果，而事实却非如此。痛风是超饱和的尿酸盐结晶沉积在关节及周围软组织中引起的无菌性炎症，抗生素治疗根本无效。相反，在痛风急性期使用青霉素等抗生素，不仅对控制发作无效，还可能使血尿酸升高而加重痛风。这是因为青霉素和尿酸都需经过肾脏排泄，前者对后者的排泄有干扰作用，致使血尿酸升高，从而加剧病情。

## 细节三：急性发作期，不宜加用降尿酸药物

痛风急性发作期急需解决的问题是关节炎症与疼痛，应选择具有消炎镇痛作用的对症治疗药物（如非甾类抗炎药、秋水仙碱等），而降尿酸药物（如苯溴马隆、别嘌呤醇等）本身没有消炎镇痛的作用，对控制关节炎急性发作、缓解关节疼痛无效。相反，因其能显著降低血尿酸水平，促使关节内痛风石表面溶解，释放不溶性尿酸盐结晶，被趋化而至的白细胞吞噬后释放炎性因子和水解酶，从而加重关节炎症或引起"转移性痛风"。因此，在痛风急性发作期间，不宜加用降尿酸药，而应该在疼痛症状完全缓解、过了急性期之后再服用降尿酸药；但如果患者之前已开始服用降尿酸药物，则应继续服用，而无须停药（注意：急性发作时停降尿酸药是一个非常普遍的误区）。这样做的目的是尽量维持

患者急性期血尿酸浓度的相对稳定，避免因血尿酸浓度显著波动而导致病情加重。有些患者用药不规范，把降尿酸药当作消炎镇痛药使用，急性发作时用药，关节炎发作过后停药，这种做法往往适得其反。

## 细节四：不可长期服用"消炎镇痛药"来预防痛风发作

导致痛风的罪魁祸首是高尿酸血症。预防痛风发作，关键是要控制好血尿酸，除了低嘌呤饮食以外，必要时还要采取降尿酸治疗。有些医生不了解这一点，为了预防痛风发作，让患者长期服用非甾体类消炎药（吲哚美辛等）或秋水仙碱，这样不仅起不到预防作用，还可能会导致严重肾损害。非甾体类消炎药、秋水仙碱、糖皮质激素皆属于控制痛风急性发作的药物，具有快速消炎、缓解疼痛的作用。但此类药既不影响尿酸代谢，也不增加尿酸排泄，纯属对症治疗，而非对因治疗，治标不治本。另外，此类药物副作用普遍较大，除能引起严重胃肠道反应外，还可导致肾脏损害。因此，这些药物只适用于在急性发作期短期应用，急性发作过后，即应尽快减药，短期内停药。

# 九、痛风患者如何营养治疗

对痛风患者的饮食来说，是有一些特殊要求的。目的是为了减少尿酸的摄入，同时尽可能增加尿酸的排出。具体应该注意以下几点原则：

## 低热量饮食

由于体重指数与高尿酸血症呈正相关，因此肥胖者应限制能量摄入，对超重患者可在原每日摄入总能量的基础上减少 10% ～ 15%；每月减少体重 0.5 ～ 1 公斤，使体重逐渐降至理想体重范围；但切忌减体重过快，否则容易引起痛风的急性发作。

## 低嘌呤饮食

膳食中若嘌呤摄入量过多，会使体内尿酸生成增加。正常人每天嘌呤摄入量为 600 ～ 1000 毫克，痛风患者应长期限制膳食中嘌呤的摄入量，急性痛风患者应选用低嘌呤膳食，嘌呤量应严格控制在每日 150 毫克以下，缓解期可适当放松，但高嘌呤食物（动物内脏、海鲜、豆类等）仍应禁忌。

## 低蛋白饮食

痛风患者除需控制含嘌呤高的食物外，还应适当减少膳食中蛋白质摄入量，以每日每公斤体重 0.8 ～ 1.0 克为宜；蛋白质供应应以植物蛋白为主，动物蛋白可选用牛奶、鸡蛋，因为它们既是富含必需氨基酸的优质蛋白，又含嘌呤较少。痛风患者不宜选用肉类、禽类和鱼类的内脏；此外，由于嘌呤易溶于汤中，各种肉汤嘌呤含量很高，需将瘦肉、禽类经煮沸后弃汤食用。

## 低盐低脂饮食

由于脂肪氧化产生能量约为碳水化合物和蛋白质的 2 倍，为降低体重，痛风患者应该限制脂肪的摄入量，有研究表明，脂肪有阻碍肾脏排泄尿酸的作用，在痛风急性发作期更应加以限制。一般脂肪摄入量建议控制在每日 40 ～ 50 克，应选用含脂肪少的鱼肉、兔肉、鸡脯肉、鸭胸肉等，选用植物油而不用动物油，并采用少油的烹调方法。由于痛风患者易患高血压、高脂血症和肾病，应限制钠盐摄入，用盐量 2 ～ 5 克 / 天为宜。

## 增加蔬菜水果摄入

蔬菜、水果是成碱性食物，在体内代谢后，产生偏碱性物质，可降低血液和尿液的酸度，并使尿液碱性化，增加尿酸在尿中的可溶性。蔬菜和水果中含有丰富的维生素，特别是维生素 C，能促进组织内尿酸盐的溶解。痛风患者应多食用蔬菜、水果，西瓜和冬瓜不但属于碱性食物，而且还具有明显的利尿作用，对痛风患者更为有利。

### 多饮水

多饮水有利于尿酸排出，预防尿酸肾结石，延缓肾脏进行性损害，因此，一般患者提倡每日饮水2000毫升以上（8～10杯），为了防止夜间尿浓缩，还可在睡前适量饮水。但肾功能不全及心肺功能异常者需根据病情限制水的摄入量。饮水宜选用白开水、淡茶水、矿泉水、果汁。浓茶水、咖啡、可可等饮料有兴奋自主神经系统的作用，应避免饮用。

### 忌饮酒

酒精代谢使血乳酸升高，乳酸可竞争性抑制尿酸的排出。特别是啤酒本身即含有大量嘌呤，可使血尿酸浓度增高，故临床上常可见到一次性饮酒过量伴进食高嘌呤、高脂肪饮食后诱使痛风发作的典型病例。

### 选择合理的烹调方法

合理的烹调方法可以减少食物中嘌呤含量，如将肉类食物煮后弃汤再行烹调。采用蒸、煮、炖、烩、熬等方法可显著减少烹调用油量。辣椒、胡椒、花椒、芥末、生姜等调料均能兴奋自主神经，诱使痛风急性发作，应尽量避免食用。

# 十、痛风患者饮食的五大误区

合理的饮食有利于痛风患者的康复，不合理的饮食则会使痛风患者的病情更加严重。以下是痛风患者常见的几个饮食误区：

## 误区一：不需要控制总能量的摄入

有些患者认为痛风的饮食原则就是要尽量少吃嘌呤含量高的食物，对每日总能量的摄入没有特别要求。

分析：这种认识不正确。体重指数是与高尿酸血症呈正相关的，因此对于肥胖或超重的痛风患者除了限制嘌呤含量高的食物以外，更应控制每日总能量的摄入。

建议：对于肥胖或超重的痛风患者，每日膳食摄入总能量可按每公斤标准体重20～25千卡计算，适当减少蛋白质与脂肪的供能比例。

## 误区二：将动物性食物等同于高嘌呤食物

有些患者认为动物性食物都是高嘌呤食物，因而在自己的食谱中对鱼、肉、蛋、奶等动物性食物敬而远之。

分析：这种认识不正确。动物性食物是指鱼、肉、蛋、奶等一大类食物，富含蛋白质、脂肪、碳水化合物、维生素、矿物质等多种营养素。此类食物中的不少食物确实含有大量嘌呤，如动物内脏、肉汤、各种肉类以及大多数鱼类等，但是牛奶、蛋类却是低嘌呤食物，而且富含必需氨基酸的优质蛋白，痛风患者完全可以吃。

建议：痛风患者应遵循低嘌呤饮食原则，尽量限制动物内脏、海鲜、鱼类、肉类等动物性食物的摄入。对于牛奶、蛋类来说，痛风患者完全可以食用，高胆固醇血症患者需注意蛋黄不要过量。此外，由于嘌呤易溶于汤中，各种肉汤嘌呤含量极高，病情较轻的痛风患者也不能喝肉汤，但可以将瘦肉经煮沸后弃汤限量食用。

## 误区三：将蔬菜等同于低嘌呤食物

有些患者认为蔬菜嘌呤含量低，不会激发痛风，因而不需要特别限制。

分析：这种认识不正确。蔬菜的嘌呤含量与动物肝脏、海鲜、肉汤等动物性食物相比，总体来说确实要低一些，但有些蔬菜并不属于低嘌呤食物。豆类及其制品、芦笋、香菇、紫菜、豆苗等嘌呤含量就比较高。因而，痛风患者将蔬菜等同于低嘌呤食物，坚持"宜素不宜荤"的说法是片面的。

建议：痛风患者急性发作期除限制嘌呤含量高的动物性食物外，也要尽量避免食用豆类、芦笋、香菇、紫菜等含嘌呤较高的蔬菜，缓解期减少进食次数和进食量即可。

## 误区四：啤酒、茶水、咖啡有利于尿酸的排出

有些患者认为嘌呤易溶于水，多喝水、啤酒、茶水或咖啡等对尿酸患者有好处。

分析：这种认识不完全正确。嘌呤易溶于水，痛风患者多喝水是有好处的，有利于尿酸的排出，预防尿酸肾结石，延缓肾脏进行性损害。但多喝啤酒不好，因为酒精代谢可使血乳酸浓度升高，乳酸可抑制肾小管分泌尿酸，使肾排泄尿酸降低。并且啤酒本身也含有嘌呤，使血尿酸浓度增高，容易诱发痛风。浓茶水、咖啡等饮料有兴奋自主神经的作用，也可能会诱使痛风急性发作，痛风患者应避免饮用。

建议：痛风患者应多饮水，一般每天至少要达到2000毫升，伴肾结石者最好能达到3000毫升，但肾功能不全或心肺功能异常者要根据病情限制水的摄入量。饮水宜选用白开水、矿泉水、果汁或淡茶水。啤酒、咖啡、浓茶水等应尽量少用。

## 误区五：急性期与缓解期的饮食原则一样

分析：这种认识不正确。一般人正常膳食每日摄入嘌呤为 600 ～ 1000

毫克，急性发作期嘌呤摄入量每天应控制在 150 毫克以内，这对于尽快终止急性痛风性关节炎发作，加强药物的疗效均是有利的。缓解期也应遵循低嘌呤的饮食原则，但可稍稍放宽限制。为了使用上的方便，一般将食物按嘌呤含量分为三类：

第一类：含嘌呤较少，每 100 克食物含嘌呤小于 50 毫克：

大米、糯米、米粉、小米、玉米、富强粉、鸡蛋、牛奶、南瓜、冬瓜、黄瓜、茄子、丝瓜、苦瓜、芥菜、白菜、萝卜、胡萝卜、番茄、莴苣、甘蓝、芹菜、卷心菜、山芋、土豆、洋葱、空心菜、木耳、海蜇皮、海参、海带、红枣、苹果、梨、桃、香蕉、葡萄。

第二类：含嘌呤较高，每 100 克食物含嘌呤 50 ～ 150 毫克：

麦片、麦麸、黑芝麻、红豆、绿豆、黑豆、菜花、茼蒿菜、枸杞子、四季豆、韭菜、菠菜、蘑菇、芦笋、芸豆、豌豆、青豆、鸡肉、羊肉、火腿、猪肉、牛肉、扁豆。

第三类：含嘌呤高，每 100 克食物含嘌呤 150 ～ 1000 毫克：

动物内脏、脑、黄豆、浓肉汁、牡蛎、酵母粉、白带鱼、鲤鱼、鳕鱼、鲈鱼、鳝鱼、贝类、沙丁鱼、凤尾鱼、啤酒、紫菜、香菇、豆苗。

建议：痛风患者在急性期，宜选用第一类含嘌呤较少的食物，以牛奶及其制品，蛋类、细粮、蔬菜、水果为主。在缓解期，可增加选择含嘌呤中等量的第二类食物，但应适量，如肉类每日不超过 150 克，尤其不要在一餐进食过多，将肉煮沸弃汤食用会减少嘌呤的摄入。不论急性期或缓解期，均应避免含嘌呤高的第三类食物。

# 第二章

## 最适合痛风患者吃的常见食物

# 第一节　主副食类

## 大米

### ❖ 补充碳水化合物

| | |
|---|---|
| 别　　　名 | 粳米、硬米、稻米。 |
| 性味归经 | 性平，味甘；归脾、胃经。 |
| 建议食用量 | 每餐 50～100 克。 |

### 营养成分

蛋白质、脂肪、碳水化合物、粗纤维、钙、磷、铁、维生素 $B_1$、维生素 $B_2$、烟酸、蛋氨酸、缬氨酸、亮氨酸、异亮氨酸、苏氨酸、苯丙氨酸、色氨酸、赖氨酸、谷维素、花青素等。

### 缓解痛风原理

大米为低嘌呤食物，可为痛风患者提供足量的糖类，补充能量。并且大米能健脾和胃，脾胃为中州，食用大米可以防止过量食用其他利水消肿食物导致的脾胃虚损，固护中州。

### 黄金搭配

大米 + 红枣 + 小麦

具有健脑益智、舒缓烦躁、润肤美容的功效。

大米 + 绿豆

具有清热解暑、排毒养颜、润喉止渴的功效。

### 食用功效

大米是补充营养素的基础食材，大米粥和米汤都是利于幼儿和老年人消化吸收的营养食品。大米所含的植物蛋白质可以使血管保持柔韧性，所含的水溶性膳食纤维可以防治便秘。糙米富含矿物质、维生素和膳食纤维，是很好的保健食品。

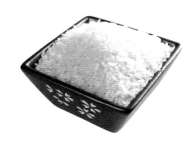

### 饮食宜忌

一般人群均可食用大米。大米是老弱妇孺皆宜的食物，病后脾胃虚弱或烦热口渴的患者更为适宜。大米多用来煮粥、蒸米饭，以这种形式进食最容易被消化和吸收，也能加强和改善胃的功能，有益于营养的利用。在煮米粥时，切记不要加碱，否则会对大米中的维生素造成破坏。

### 经典论述

1.《名医别录》："主益气，止烦，止泄。"

2.《食鉴本草》："补脾，益五脏，壮气力，止泻痢。"

营养食谱

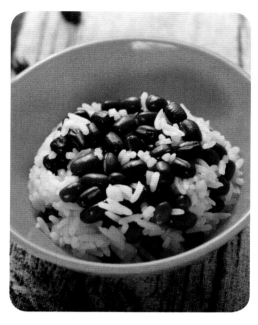

### ◆ 百合银耳粥

**主　料**：百合 30 克，银耳 10 克，大米 50 克。

**调　料**：冰糖适量。

**做　法**：将银耳发开洗净，同大米、百合入锅中，加清水适量，文火煮至粥熟后，冰糖调服即可。

### ◆ 大米红豆软饭

**主　料**：红小豆 10 克，大米 30 克。

**做　法**：

1. 红小豆洗净，放入清水中浸泡 1 小时，大米洗净备用。

2. 将红小豆和大米一起放入煮饭锅，加入适量水，大火煮沸后，转中火熬至米汤收尽、红小豆酥软时即可。

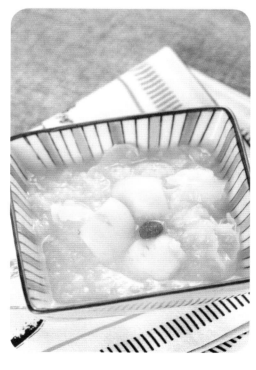

# 玉米

### 预防痛风

别　　名 棒子、苞米、玉蜀黍。

性味归经 性平，味甘；归脾、胃、肾经。

建议食用量 每餐 80 ～ 100 克。

## 营养成分

蛋白质、脂肪、碳水化合物、粗纤维、钙、磷、铁、维生素 $B_1$、维生素 B2、烟酸、蛋氨酸、亮氨酸、异亮氨酸、苏氨酸、苯丙氨酸、色氨酸、赖氨酸、谷维素、花青素等。

## 缓解痛风原理

玉米的嘌呤含量很低，钾的含量较高，可以帮助促进尿酸的溶解和排泄。玉米所含的膳食纤维和镁元素能够促进胃肠蠕动，排除体内毒素，促进脂肪和胆固醇的排出，对减肥非常有利，有利于防治痛风并发高脂血症。

## 黄金搭配

玉米 + 青豆

玉米和青豆中的氨基酸种类不同，二者搭配，正好可以起到互补作用，让蛋白质中的氨基酸种类更加丰富，从而提高食物的营养价值。

## 食用功效

玉米含有的不饱和脂肪酸中，亚油酸的比例高达 60 ％ 以上，它和玉米胚芽中的维生素 E 协同作用，可降低血液胆固醇浓度并防止其沉积于血管壁，对冠心病、动脉粥样硬化、高血脂及高血压等都有一定的预防和治疗作用。玉米中还含有一种"长寿因子"——谷胱甘肽，它在硒的参与下，生成谷胱甘肽还原酶，具有清除自由基、延缓衰老的功效。玉米中还含有丰富的膳食纤维、胡萝卜素、B 族维生素和矿物质。

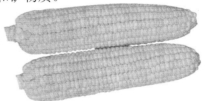

## 饮食宜忌

宜食：脾胃气虚、气血不足、营养不良、动脉硬化、高血压、高脂血症、冠心病、心血管疾病、肥胖症、脂肪肝、癌症、记忆力减退、习惯性便秘、慢性肾炎水肿患者以及中老年人食用。

忌食：脾胃虚弱者，食后易腹泻。

## 经典论述

1.《本草推陈》："煎服有利尿之功。"

2.《本草纲目》："调中和胃。"

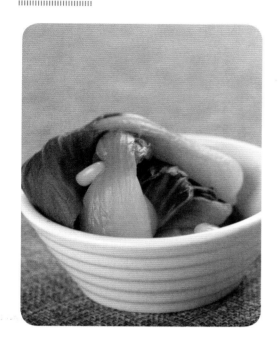

### ◆ 松仁玉米

**主　料**：玉米粒 200 克。

**辅　料**：松仁 50 克。

**调　料**：盐 2 克，香油 3 克，鸡粉 2 克，植物油适量。

**做　法**：

1. 玉米粒焯水。

2. 热锅后，放入松仁炒香后即可盛出，注意不要在锅内停留太久。

3. 锅中加植物油烧热，加入玉米粒，炒至入味，再加炒香的松仁和鸡粉、盐、香油即可。

### ◆ 玉米拌油菜

**主　料**：玉米粒 30 克，油菜 20 克。

**调　料**：香油、盐各适量。

**做　法**：

1. 将玉米粒与油菜用水洗干净后，放入滚水中煮熟。

2. 将玉米粒和油菜捞出，沥干水分，拌入香油和盐即可。

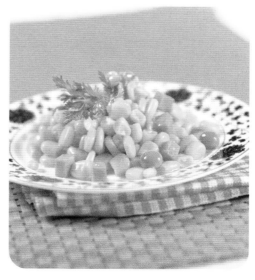

# 小麦

## 降低尿酸含量

别　　名　麸麦、浮麦、浮小麦、空空麦、麦子软粒。

性味归经　性凉，味甘；归心、脾、肾经。

建议食用量　每餐80～100克，或根据自己的食量调节。

## 营养成分

淀粉、蛋白质、脂肪、钙、铁、硫胺素、核黄素、烟酸、维生素A及维生素C等。

## 缓解痛风原理

小麦为低嘌呤食物。脾主四肢，肾主骨，小麦能补益脾肾以强筋骨，减少痛风的骨节痹痛，还能通利小便，促进尿酸盐排出体外，减少尿酸盐在体内的堆积，预防泌尿系统结石的形成。

## 黄金搭配

小麦+红枣+黄芪

小麦与红枣、黄芪同食，有益气升阳、固表止汗、利水消肿的功效。

小麦+黄豆

小麦最宜与黄豆搭配，具有消渴除热、益气宽中、养血安神的功效。

## 食用功效

日常食用小麦可补养心脾、养肝益肾、厚壮肠胃。适于气血虚弱体质者食用。

小麦蛋白质占麦粒的10％以上，但是氨基酸组成中缺少赖氨酸，因此，食用时可补充其他含赖氨酸丰富的食物，如黄豆类食物。

麦麸的作用：小麦的麸皮含有丰富的膳食纤维和B族维生素，能降低结肠、直肠癌的发病率和大肠息肉的发生率，抑制大肠腺瘤样息肉癌变，还可降低发生乳腺癌的危险。但体弱的老年人因为胃肠功能不完善，应禁食或少食含麦麸的食物。

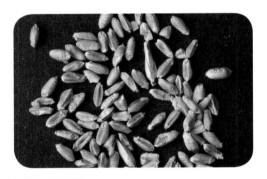

## 饮食宜忌

宜食：心血不足、心悸不安、多呵欠、失眠多梦、喜悲伤欲哭以及脚气病、末梢神经炎、体虚、自汗、盗汗、多汗等症患者适宜食用。此外，妇人回乳也适宜食用。

忌食：糖尿病患者不宜食用。

**营养食谱**

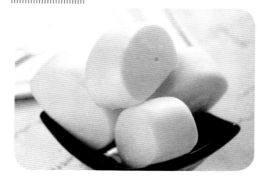

### ◆ 刀切馒头

**主　料：**小麦面粉 500 克。

**调　料：**酵母粉、泡打粉、白砂糖各适量。

**做　法：**

1. 将面粉、干酵母粉、泡打粉、白糖放盛器内混合均匀，加水 250 毫升搅拌成块，用手揉搓成团，在案板上反复揉搓，直至面团光滑，备用。

2. 在案板上洒一层干面粉后将发酵面团放上，将发酵面团搓成 3 厘米粗的长条，再将长条切成约 3 厘米宽的段。

3. 另取盛器洒上干面粉，将刀切馒头生胚逐个放入，放较温暖的地方饧发 20 分钟，再蒸熟即可。

### ◆ 小麦红枣粥

**主　料：**甘草 10 克，红枣 5 枚，小麦 10 克。

**做　法：**上述三种材料用冷水浸泡后，用小火煎煮，半小时为 1 煎，共煎煮 2 次，合并煎液。每日 2 次，早晚温服，喝汤食枣。该粥温凉并备，清补兼施，有甘润滋补、平燥缓急的功效。

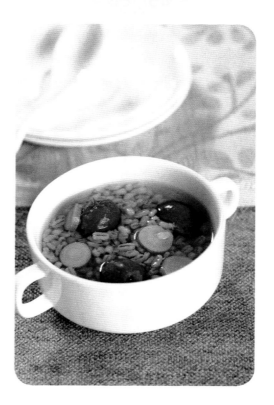

# 黑米

## 降低尿酸含量，减轻肾功能损害

别　　　名 乌米。
性味归经 性平，味甘；归脾、胃经。
建议食用量 每餐约 50 克。

## 营养成分

蛋白质、碳水化合物、B族维生素、维生素E、钙、磷、钾、镁、铁、锌等。

## 缓解痛风原理

黑米中的花青素类物质可抗衰老、促进血液循环，能缓解痛风引起的关节炎等不适症状，是适合痛风患者食用的佳品之一。

## 黄金搭配

黑米＋大米

黑米与大米配伍，有开胃益中、健脾明目的作用，用于须发早白、产后体虚者。

黑米＋红枣＋芸豆

黑米搭配上补血的红枣和提高人体自身免疫能力的芸豆，可以健康暖胃、美容补血。

## 食用功效

黑米所含锰、锌、镁等矿物质和B族维生素比大米多，更含有大米所缺乏的花青素等成分，因而黑米比普通大米更具营养。多食黑米具有开胃益中、健脾暖肝、明目活血、滑涩补精之功效，对于少年白发、妇女产后虚弱、病后体虚以及贫血、肾虚均有很好的补养作用。

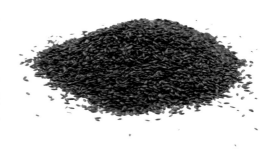

## 饮食宜忌

黑米的外部有一坚韧的种皮包裹，不易煮烂，故黑米应先浸泡一夜后，用泡米的水再煮。黑米粥若不煮烂，不仅大多数营养素不能溶出，而且吃多了后易引起消化不良，对消化功能较弱的儿童和老弱病者更是如此。因此，胃肠不好的人不要吃未煮烂的黑米。

**营养食谱**

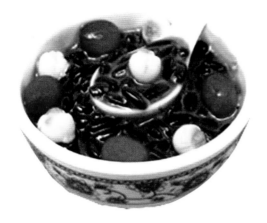

### ◆ 黑米鸡肉汤

**主　料**：黑米 100 克，鸡肉 500 克，大枣适量。

**辅　料**：鲜汤适量。

**调　料**：香油、葱、姜、食盐各适量。

**做　法**：

1. 先将鸡肉切块，用沸水焯一下。

2. 然后将黑米与鸡块共同入砂锅，加入鲜汤、葱、姜，隔水蒸炖。待鸡肉与黑米烂熟后，加香油及食盐等调味即可食用。

### ◆ 黑米莲子粥

**主　料**：黑米 100 克，莲子 20 克。

**调　料**：红枣、冰糖适量。

**做　法**：先将黑米、莲子浸泡 3～4 小时，然后和红枣一起放入锅中煮成粥。煮粥的时候一定先大火煮开，再小火慢慢熬熟，之后加入冰糖调味食用即可。

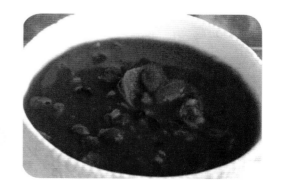

# 荞麦

## 减少痛风并发症

| | |
|---|---|
| 别　　名 | 乌麦、三角麦、荞子、胡荞麦。 |
| 性味归经 | 性凉，味甘；归脾、胃、大肠经。 |
| 建议食用量 | 每餐 50 ～ 100 克。 |

## 营养成分

蛋白质、赖氨酸、淀粉、B 族维生素、维生素 E、铬、磷、钙、铁、赖氨酸、氨基酸、脂肪酸、亚油酸、烟碱酸、烟酸、芦丁等。

## 缓解痛风原理

荞麦中含有丰富的钾、镁等元素，可维持体内酸碱平衡，有助于将尿酸排出体外，减少尿酸在体内沉积，还能扩张血管及降低胆固醇。荞麦的嘌呤含量较低，在痛风急性期或缓解期都可适量食用。

## 经典论述

1.《本草纲目》："降气宽肠，磨积滞，消热肿风痛，除白浊白带，脾积泄泻。"

2.《本草备要》："解酒积。"

3.《安徽药材》："治淋病。"

4.《中国药植图鉴》："可收敛冷汗。"

## 食用功效

荞麦不仅营养丰富，还具有很高的药用和保健价值。荞麦所含的蛋白质中有十几种天然氨基酸，赖氨酸成分丰富。铁、锰、锌等矿物质也比一般谷物含量高。荞麦含有丰富的可溶性膳食纤维，同时还含有烟酸和芦丁（芸香苷），烟酸能促进人体的新陈代谢，增强解毒能力，还具有扩张小血管和降低血液胆固醇的作用。芦丁有降低人体胆固醇、软化血管、保护视力和预防脑血管出血的作用。

荞麦含有丰富的镁，能促进人体纤维蛋白溶解，使血管扩张，抑制凝血块的形成，具有抗栓塞的作用。荞麦中的某些黄酮成分还具有抗菌、消炎、止咳、平喘、祛痰的作用，因此，荞麦还有"消炎粮食"的美称。

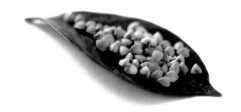

## 饮食宜忌

荞麦一次不可食用太多，否则易造成消化不良。在食用荞麦时，要注意和其他谷物搭配，这样才能发挥其最大的食用保健效果。

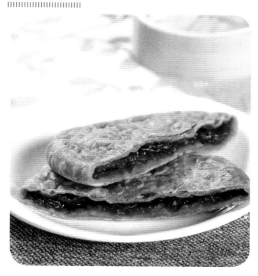

## ◆ 荞麦粥

**主　料：**荞麦 200 克。

**辅　料：**鸡腿肉片、土豆片、扁豆、大枣各适量。

**调　料：**高汤 4 杯，低盐酱油 10 克，盐 2 克。

**做　法：**

1. 锅中加入适量清水，放入荞麦煮 20 分钟，捞出沥水。

2. 锅中加入高汤、低盐酱油、盐，煮开后放入荞麦、鸡腿肉片和土豆片、大枣、扁豆一起煮 20 分钟，至所有材料变软即可。

## ◆ 豆沙荞麦饼

**主　料：**全麦面粉 100 克，荞麦面 150 克，红豆 100 克。

**辅　料：**面粉 100 克，豆沙200 克，矿泉水 200 克。

**调　料：**白糖 60 克，泡打粉 5 克，酵母 5 克。

**做　法：**

1. 全麦面粉、荞麦面、面粉加矿泉水和成面团。

2. 红豆加少许水蒸熟加白糖炒成豆沙。

3. 面团加调料，再放入豆沙，擀成饼状，上锅烙，两面成金黄色即可。

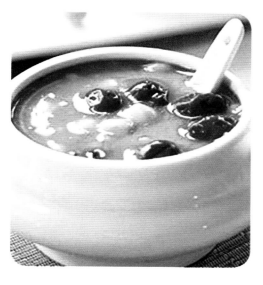

# 薏米

## 保护关节

别　　名　薏仁、薏苡仁、六谷米、苡米、苡仁。

性味归经　性寒，味甘；归脾、胃、肺、大肠经。

建议食用量　每餐 50 ～ 100 克。

### 营养成分

糖类、脂肪油、氨基酸、亮氨酸、赖氨酸、精氨酸、酪氨酸、薏苡素及维生素 $B_1$ 等。

### 缓解痛风原理

薏米中含有薏苡仁脂、薏苡仁醇、维生素、矿物质、蛋白质、膳食纤维等营养成分，能够促进尿酸的排泄，还能降压、降脂、降糖、利尿，对防治痛风及其并发症有较好的辅助作用。

### 传世良方

薏苡仁 30 克，苍术、黄柏、牛膝各 10 克，水煎服，每日 1 剂。适用于痛风属关节红肿热痛者。

### 经典论述

《本草纲目》："健脾益胃，补肺清热，祛风胜湿。"

### 食用功效

薏米含有人体必需的 8 种氨基酸，对于久病体虚、老人、产妇、儿童都是比较好的药用食物，可经常食用。薏米不论用于滋补还是用于治病，作用都较为缓和，微寒而不伤胃，益脾而不滋腻，作用胜于其他谷类。在盛夏多吃薏米可以及时补充高温下的体力消耗，起到增强免疫力的作用。

薏米有利水消肿、健脾去湿、舒筋除痹、清热排脓等功效，同时又是一种美容食品，常食可以保持人体皮肤光泽细腻，对消除和防治粉刺、雀斑、老年斑、妊娠斑、蝴蝶斑、脱屑、痤疮、皲裂、皮肤粗糙等都有良好效果。

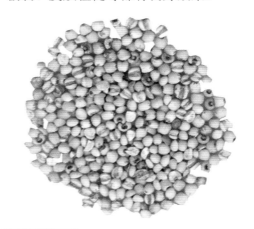

### 饮食宜忌

薏米性微寒，体质偏寒的人可选择食用炒过的薏米，体质偏热的人可直接煮食。薏米药用也需要注意食用方式：健脾益胃，宜炒用；利水渗湿、清热排脓、舒筋除痹，均宜生用。

营养食谱

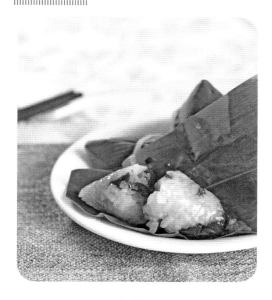

### ◆ 迷你小粽子

**主　料**：糯米 250 克，薏米 100 克。

**辅　料**：红枣 100 克，粽叶 10 片。

**调　料**：白糖 100 克。

**做　法**：

1. 糯米、薏米泡 8 个小时以上，粽子叶洗净泡清水中。

2. 把粽子叶卷起放入糯米、薏米和小枣包成粽子，用绳子绑紧。

3. 锅中加水没过粽子煮 1.5 小时即可。

### ◆ 山药薏米红枣粥

**主　料**：山药 200 克，薏米、大米各 100 克，红枣 6 枚。

**调　料**：冰糖、蜂蜜各适量。

**做　法**：

1. 将大米、薏米、红枣分别洗净，用水浸泡 2 小时；山药洗净，去皮，切块。

2. 锅置火上，倒入 800 毫升清水，加入大米、薏米，中火煮沸后，改小火煮至黏稠，再加入山药块和红枣，熬煮 20 分钟左右，放入冰糖，搅拌均匀，稍晾凉后再加入蜂蜜即可。

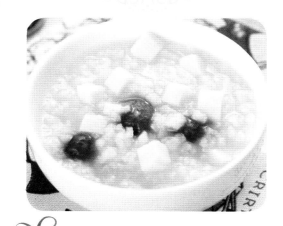

### 小贴士

煮粽子时压上一个盘子不让粽子飘起来，否则飘在上面的不容易熟。

# 燕麦

## 降低胆固醇水平

别　　名　莜麦、油麦、玉麦。

性味归经　性平，味甘；归肝、脾、胃经。

建议食用量　每餐 20 ～ 40 克。

### 营养成分

粗蛋白质、水溶性膳食纤维、脂肪、B 族维生素、烟酸、叶酸、泛酸、维生素 E、磷、铁、钙等。

### 缓解痛风原理

燕麦具有高蛋白、低糖的特点。燕麦中富含可溶性纤维和不溶性纤维，能大量吸收人体内的胆固醇并将其排出体外，还能促进尿酸代谢，适合痛风及高脂血症患者食用。

### 黄金搭配

燕麦 + 山药

益寿延年，是糖尿病、高血压、高血脂患者的食疗佳肴。

燕麦 + 牛奶

有利于蛋白质、膳食纤维、维生素及多种微量元素的吸收。

### 食用功效

燕麦可降低人体三酰甘油和低密度脂蛋白，预防冠心病，防治糖尿病，有利于减少糖尿病心血管并发症的发生。燕麦可通便导滞，对于习惯性便秘患者有很好的帮助。此外，燕麦中含有的钙、磷、铁、锌、锰等矿物质也有预防骨质疏松、促进伤口愈合、防止贫血的功效。

### 饮食宜忌

燕麦营养丰富，但不容易消化，所以，食用燕麦食品要掌握"少量、经常"的原则，每天食用量以 40 克为宜，老人还应更少，否则有可能造成胃痉挛或者腹部胀气。老人或者小孩不要在晚餐大量食用燕麦食品，即使食用也应该选择燕麦粥。用燕麦粉与土豆粉做成土豆燕麦饼，然后油炸、焙烤或煮食都是不错的选择，风味和口感都很好。

### 小贴士

食用燕麦片的一个关键就是要避免长时间高温煮，否则会造成维生素被破坏。生麦片需要煮 20 ～ 30 分钟，熟麦片则只需 5 分钟，熟燕麦片与牛奶一起煮只需要 3 分钟，中间最好搅拌一次。

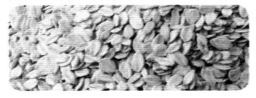

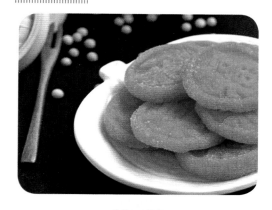

### ◆ 香酥燕麦南瓜饼

**主　料**：南瓜、糯米粉各250 克，燕麦粉 100 克。

**辅　料**：奶粉、豆沙馅各适量。

**调　料**：白砂糖、植物油各适量。

**做　法**：

1. 南瓜去皮切片，上笼蒸熟，加糯米粉、燕麦粉、奶粉、白砂糖搅拌均匀，将其揉成南瓜饼坯。

2. 将豆沙搓成圆的馅心，取南瓜饼坯搓包上馅，并且压制呈圆饼状。

3. 锅中加油，待油温升至 120℃时，把南瓜饼放入油炸，至南瓜饼膨胀即可。

### ◆ 燕麦鸡球

**主　料**：鸡腿肉 300 克。

**辅　料**：燕麦片 30 克，洋葱丝、淀粉各适量。

**调　料**：番茄沙司 25 克，卡夫奇妙酱 45 克，炼乳 5克，盐 2 克，白醋 2 克。

**做　法**：

1. 将鸡腿肉改刀成 3 厘米肉丁，加盐、料酒、洋葱腌制 20 分钟。

2. 将腌制好的鸡肉粘淀粉炸至金黄色。

3. 将炸好的鸡球粘上调好的卡夫奇妙酱裹上燕麦片即可。将番茄沙司、炼乳、白糖、白醋、盐，做成汁。蘸汁食用即可。

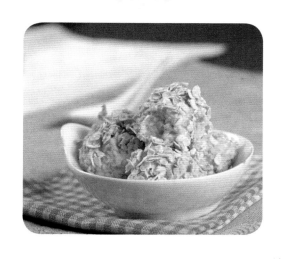

# 红薯

## 改善体内酸碱环境

| 别 名 | 蕃薯、地瓜、甘薯。 |
| --- | --- |
| 性味归经 | 性平，味甘；归脾、胃、大肠经。 |
| 建议食用量 | 每次约150克。 |

### 营养成分

糖、蛋白质、脂肪、粗纤维、胡萝卜素、维生素和钙、磷、铁等。

### 缓解痛风原理

红薯含有丰富膳食纤维、钾、果胶及丰富的维生素，能够降低血脂，增强饱腹感，同时有助于维持人体电解质平衡，促使尿酸的排泄，对防治痛风并发肥胖症有一定的疗效。

### 食用禁忌

红薯的糖分多，身体一时吸收不完，剩余部分停留在肠道里容易发酵，使腹部不适。中医认为，湿阻脾胃、气滞食积者应慎食红薯。

### 食用功效

红薯含有丰富的糖、纤维素和多种矿物质、维生素，其中胡萝卜素、维生素C和钾尤多。经过蒸煮后，红薯内部淀粉发生变化，膳食纤维增加，能有效刺激肠道的蠕动，促进排便。红薯中还含有大量黏液蛋白，能够防止肝脏和肾脏结缔组织萎缩，提高人体免疫力。红薯中含有的丰富矿物质，对于维持和调节人体功能，起着十分重要的作用，其中的钙和镁可以预防骨质疏松症。红薯中还含有很多植物化学物质，有助于防治结肠癌和乳腺癌。

### 经典论述

1.《本草纲目拾遗》载红薯"补中，和血，暖胃，肥五脏。白皮白肉者，益肺生津。煮时加生姜一片调中与姜枣同功。同红花煮食，可理脾血，使不外泄"。

2.《金薯传习录》："红薯治痢疾下血症、酒积热泻、湿热黄疸、白浊淋毒、月经失调、血虚遗精、小儿疳积。红薯叶、藤亦可入药。薯叶、冬瓜水煎日服两剂，薯叶、鲜黄瓜水煎日服一剂，可治糖尿病。薯叶、鸡内金水煎治小儿消化不良。藤与猪蹄煮食，治缺乳。还有治血崩、腹痛腹泻、夜盲症等作用。"

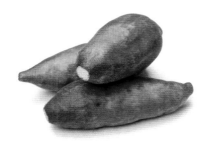

**营养食谱**

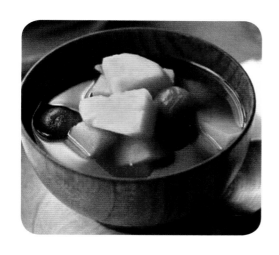

◆ **小米栗子红薯粥**

主　料：小米 100 克。

辅　料：栗子 30 克，红薯 50 克。

做　法：

1. 栗子去皮，红薯去皮切小块。

2. 小米淘洗干净。

3. 锅中加水烧开加入小米、栗子、红薯同煮 20 分钟，小米开花即可。

◆ **红薯桂圆汤**

主　料：玉竹末 3 克，炙甘草末 2 克，桂圆肉 5 克，红薯 50 克。

做　法：红薯洗净，带皮切块，用 500 毫升的水加其他配方药材一起煮沸后，转小火炖煮 2 分钟即可。

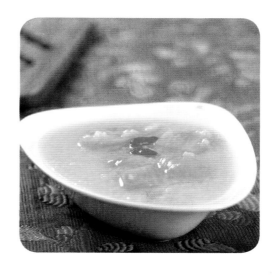

# 糯米

## 温中祛寒散痹痛

别　　　名　元米、江米。

性味归经　性平，味甘；归脾、胃、大肠经。

建议食用量　每餐约50克。

## 营养成分

蛋白质、脂肪、糖类、钙、磷、铁、维生素 $B_1$、维生素 $B_2$、烟酸及淀粉等。

## 缓解痛风原理

糯米中含有丰富的营养素，常食用对身体具有滋补的作用，而且糯米含嘌呤很低，钾含量较高，钠含量较低，能调节体内电解质平衡，有助于体内尿酸的代谢，痛风患者常食用有利于缓解症状。

## 食用禁忌

忌食：老人、儿童、患者等胃肠消化功能障碍者不宜食用，糖尿病、肥胖、高血脂、肾脏病患者尽量少吃或不吃。体重过重，有其他慢性病如肾脏病、高血脂的人要适量食用。湿热痰火偏盛、发热、咳嗽痰黄、黄疸、腹胀等病症患者不宜过多食用。

## 食用功效

糯米是一种温和的滋补品，有补虚、补血、健脾暖胃、补中益气等功效，对脾胃虚寒、食欲不佳、腹胀腹泻有一定缓解作用。糯米还有收涩作用，对尿频、出虚汗有较好的食疗效果，经常食用可防病强身。

糯米酒，也是常见的滋补保健饮品。用糯米、杜仲、黄芪、枸杞子、当归等酿成的"杜仲糯米酒"，有壮气提神、美容益寿、舒筋活血的功效。还有一种"天麻糯米酒"，用天麻、党参等配糯米制成，有补脑益智、护发明目、活血行气、延年益寿的功效。糯米不但可配药物酿酒，还可以和果品同酿，如"刺梨糯米酒"，常饮能防心血管疾病。

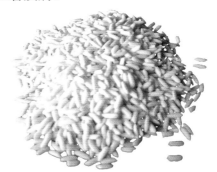

## 经典论述

1.《仁斋直指方》："痘疹用糯米，取其解毒，能酿而发之也。"

2.《本草经疏》："补脾胃，益肺气之谷，脾胃得补，则中自温，大便亦坚实。温能养气，气充则身自多热，大抵脾肺虚寒者宜之。"

营养食谱
||||||||||||||||||||||||

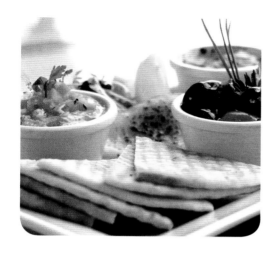

### ◆ 菊花蒸软糍

**主　　料**：菊花 100 克，糯米粉 300 克。

**辅　　料**：莲蓉 100 克，水 150 克。

**调　　料**：白糖 30 克。

**做　　法**：

1. 干菊花放入淡盐水中浸泡。

2. 糯米粉加水、白糖和成面团下剂。

3. 莲蓉做剂 10 克 1 个，然后再用糯米面包起来，粘上菊花瓣蒸熟即可。

### ◆ 果味江米饼

**主　　料**：糯米粉 200 克。

**辅　　料**：细玉米面、芝麻各 50 克，水果罐头适量。

**调　　料**：白糖适量。

**做　　法**：

1. 将糯米面、细玉米面、适量白糖和成面团。

2. 将面团做成圆饼坯子后在两面蘸点芝麻，入平锅两面煎熟即可。

3. 在糯米芝麻饼上放水果罐头即可。

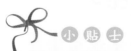
小 贴 士

粘菊花的时候先沾点干糯米粉，喷点水，否则不易粘上。

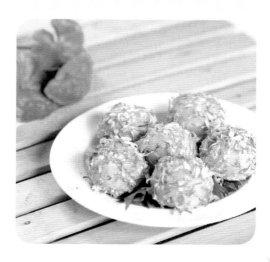

# 芋头

## ●──➤ 通便解毒排尿酸

别　　名　里芋、香芋、芋艿、毛芋、山芋。

性味归经　性平，味甘；归肠、胃经。

建议食用量　每餐 100 ～ 300 克。

### 营养成分

蛋白质、脂肪、膳食纤维、碳水化合物、胡萝卜素、硫胺素、核黄素、烟酸、维生素 C、维生素 E、钾、钠、钙、镁、铁、锰、锌、铜、磷、硒等。

### 缓解痛风原理

芋头含有丰富的钾元素及膳食纤维，是一种低热量、低嘌呤的碱性食物，常食能够有效促进尿酸的排泄，对防治痛风非常有益。

### 饮食宝典

芋头，口感细软，绵甜香糯，营养价值近似于土豆，易于消化，它既可作为主食蒸熟蘸糖食用，又可用来制作菜肴、点心，是人们喜爱的根茎类食品。

### 食用功效

芋头具有极高的营养价值，能增强人体的免疫功能，可作为防治肿瘤的常用药膳主食，在癌症患者做放疗、化疗及其康复过程中，有辅助治疗的作用。芋头含有一种黏液蛋白，被人体吸收后能产生免疫球蛋白，可提高人体的抵抗力。芋头为碱性食品，能中和体内积存的酸性物质，调整人体的酸碱平衡，具有美容养颜、乌黑头发的作用，还可用来防治胃酸过多症。

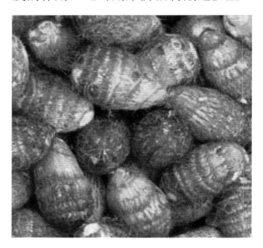

### 传世良方

1. 一切无名肿毒及诸毒：生芋头 1 个，独核肥皂 1 个，葱白 7 个。同捣烂敷之，如干即换。过一周时，未成者即散，已成者略出脓血即愈。（《同寿录》）

2. 芋头粥：干芋子 100 克，研末（或鲜芋子 200 克，切小块），同适量粳米煮粥食。源于《岭南采药录》。本方主要取芋子散结消瘰之功，原书谓"能治小儿连珠及虚疬，大人亦合，并可免一切疥疮。"现代可用于淋巴结核和慢性淋巴结炎。

**营养食谱**

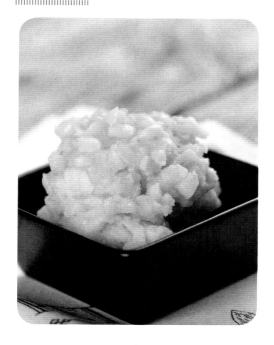

### ◆ 四宝鲜奶芋泥

**主　　料：** 芋头 300 克，鲜牛奶 1 袋。

**辅　　料：** 草莓 2 个，火龙果、哈密瓜、雪梨各 30 克。

**调　　料：** 白糖 50 克，淀粉 10 克。

**做　　法：**

1. 芋头洗净去皮，上蒸箱蒸熟打成泥备用。

2. 锅置火上，放入牛奶、白糖、芋泥，烧沸后放入草莓、火龙果、哈密瓜、雪梨，再用淀粉勾芡即可。

### ◆ 芋头玉米泥

**主　　料：** 芋头 50 克，新鲜玉米粒 50 克。

**做　　法：**

1. 芋头去皮洗净，切成块状，用水煮熟。

2. 玉米粒洗净，煮熟，然后放入搅拌器搅拌成玉米浆。

3. 将煮熟的芋头用汤勺背面压成泥状，倒入玉米浆，搅拌均匀。

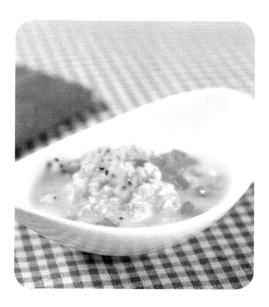

# 牛奶

## 对痛风发作期有效

别　　名　牛乳。

性味归经　味甘，性平、微寒；归心、肺、胃经。

建议食用量　每天 250 ～ 500 毫升。

## 营养成分

蛋白质、脂肪、碳水化合物、维生素 A、硫胺素、核黄素、烟酸、维生素 C、维生素 E、钙、磷、钠、镁、铁、锌、硒、铜、锰、钾。

## 缓解痛风原理

牛奶富含钙及其他矿物质，能够为痛风患者补充足够的钙质，增强免疫力，同时还能促进尿酸排泄，适合痛风患者饮用。

## 黄金搭配

牛奶 + 木瓜

木瓜与牛奶搭配食用，含丰富的蛋白质、维生素 A、维生素 C 及矿物质，有明目清热、清肠通便的功效。

牛奶 + 羊奶

牛奶、羊奶混合煮沸，每天早晨空腹服一杯，适用于胃痛、胃溃疡。

## 食用功效

牛奶中含有维生素 A、维生素 D 和维生素 $B_2$，能防止皮肤干燥及暗沉，使皮肤白皙，有光泽；牛奶中的乳清蛋白对黑色素有消除作用，可防治多种色素沉着引起的斑痕；牛奶能为皮肤提供封闭性油脂，形成薄膜以防皮肤水分蒸发，还能暂时提供水分；牛奶中的磷、钾、镁等多种矿物质搭配也十分合理，牛奶中的碳水化合物 95% 以上是乳糖，有调节胃酸、促进肠胃蠕动和促进消化液分泌的作用。

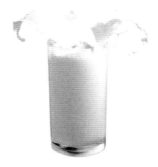

## 食用宜忌

牛奶加热后再放糖。加热时不要煮沸，更不要久煮，否则会破坏营养素，影响人体吸收。超市销售的鲜牛奶可直接饮用。

## 经典论述

1.《日华子本草》："润皮肤，养心肺，解热毒。"

2.《本草纲目》："治反胃，补益劳损，润大肠，治气痢，除黄疸，老人煮粥甚宜。"

营养食谱

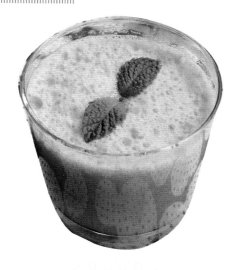

### ◆ 牛奶粥

**主　料：**鲜牛奶 250 毫升，大米 20 克。

**调　料：**白糖适量。

**做　法：**

1. 先将大米淘洗干净，放入锅中加水，把大米煮成半熟，去米汤。

2. 加入鲜牛奶，文火煮成粥，加入白糖搅拌，等白糖充分溶解即成。

### ◆ 牛奶番茄

**主　料：**鲜牛奶 200 毫升，番茄 250 克。

**辅　料：**淀粉适量。

**调　料：**盐、胡椒粉各适量。

**做　法：**

1. 先将番茄洗净，切块待用。

2. 淀粉用鲜牛奶调成汁，待用。

3. 鲜牛奶汁煮沸，加入番茄略煮片刻，然后加入适量盐和胡椒粉调匀即成。

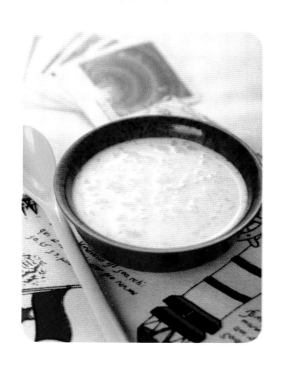

# 海蜇皮

## 软坚消积结石通

别　　　名　水母、白皮纸、秋风子。

性味归经　味咸，性平；归肝、肾经。

建议食用量　每天 100 克。

## 营养成分

蛋白质、脂肪、碳水化合物、钙、磷、铁、硫胺素、核黄素、烟酸及碘等。

## 缓解痛风原理

海蜇是一种很好的营养食品。海蜇皮中含有蛋白质、脂肪、无机盐、碘等十多种营养物质，具有扩张血管和降压的作用，还能促进尿酸排出，适宜痛风并发高血压患者食用。

## 名方良方

1. 膝骺风湿：白皮子贴之。

2. 小便不利：陈海蜇 120 克，荸荠 10 个，煎汤服。

## 经典论述

1. 《本草求原》："安胎。"

2. 《本草求真》："海蜇，忌白糖，同淹则蜇随即消化而不能以久藏。"

3. 《本草拾遗》："主生气及妇人劳损，积血，带下；小儿风疾，丹毒，烫（伤）。"

## 食用功效

海蜇为海蜇科动物海蜇的加工制品，分为海蜇皮和海蜇头，是有名的海味，滑爽、崩脆。据分析，海蜇中含有蛋白质、糖类、钙、铁、维生素 $B_1$、维生素 $B_2$、烟酸，还含有丰富的碘及胆碱。每百克干海蜇含碘达 132 微克。海蜇性平，味咸，具有清热、降压、化痰、消积、润肠、安胎等功能。据药理研究发现，海蜇具有类似乙酰胆碱的作用，能够扩张血管、降低血压。另外，它含有丰富的甘露多糖等胶质，对防治动脉粥样硬化也有一定的功效。

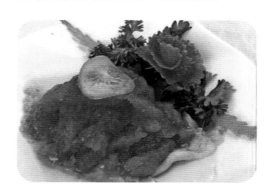

## 食用宜忌

宜食：中老年急慢性支气管炎，咳嗽哮喘，痰多黄稠者宜食；高血压病，头昏脑涨，烦热口渴，以及大便秘结者宜食；单纯性甲状腺肿患者宜食；醉酒后烦渴者宜食。

忌食：脾胃寒弱者勿食。食用海蜇应忌一切辛热发物。

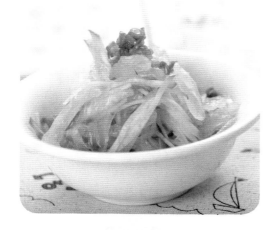

### ◆ 凉拌海蜇黄瓜丝

**主　料**：海蜇 100 克，嫩黄瓜 150 克。

**调　料**：香油、酱油、香醋、精盐、味精各适量。

**做　法**：

1. 嫩黄瓜洗净后切成丝，装入盘底。

2. 海蜇漂洗干净后，切成丝撒在黄瓜丝上。

3. 精盐、香油、香醋、酱油和味精放一起调好口味，浇在海蜇黄瓜丝上即成。

### ◆ 海蜇荸荠汤

**主　料**：海蜇 80 克，鲜荸荠 35 克。

**调　料**：盐适量。

**做　法**：

1. 将海蜇用温水泡发，冲洗干净，用刀切碎，待用。把鲜荸荠洗净，去皮，再用清水冲洗，切碎待用。

2. 将切碎的海蜇和荸荠一齐放入洗净的砂锅内，加清水适量，置于旺火上煮沸后，改小火煮 1 小时，煮好后加盐调味，将汤倒入碗内即可。

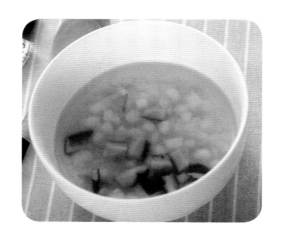

# 黑木耳

## ❁ 清胃涤肠排尿酸

别　　名　木耳、云耳、桑耳、松耳、中国黑真菌。

性味归经　性平，味甘；归胃、大肠经。

建议食用量　泡发木耳每餐约50克。

## 营养成分

蛋白质、脂肪、碳水化合物、粗纤维、维生素 $B_1$、维生素 $B_2$、烟酸、钙、磷、铁等。

## 缓解痛风原理

黑木耳中的胶质有清胃涤肠的作用，对胆结石、肾结石等内源性异物也有显著的代谢功能。黑木耳含有丰富的糖类、膳食纤维、钾元素及各种维生素，可降低血脂，促进尿酸排泄，对缓解痛风症状有辅助作用。

## 黄金搭配

黑木耳 + 豆角

黑木耳与豆角一起食用可防治高血压、高血脂、糖尿病。

黑木耳 + 银耳

黑木耳与银耳搭配可补肾、润肺、生津。

## 食用功效

常吃黑木耳能养血驻颜，令人肌肤红润，并可防治缺铁性贫血。黑木耳中的胶质可把残留在人体消化道内的灰尘、杂质吸附集中起来排出体外，从而起到清胃涤肠的作用。黑木耳还含有抗肿瘤活性物质，能增强人体免疫力。

## 食用宜忌

鲜黑木耳含有一种叫卟啉的光感物质，人食用未经处理的鲜黑木耳后经太阳照射可引起皮肤瘙痒、水肿，严重的可致皮肤坏死。干黑木耳是经暴晒处理的成品，在暴晒过程中会分解大部分卟啉，而在食用前，干黑木耳又经水浸泡，其中含有的剩余卟啉会溶于水，因而水发的黑木耳可安全食用。

## 经典论述

1.《神农本草经》："盛气不饥，轻身强志。"

2.《饮膳正要》："利五脏，宽肠胃，不可多食。"

3.《随息居饮食谱》："补气耐饥，活血，治跌打仆伤，凡崩淋血痢，痔患肠风，常食可疗。"

**营养食谱**

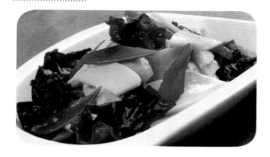

## ◆ 木耳茭白

**主　料**：茭白 250 克，水发木耳 100 克。

**调　料**：泡辣椒碎 5 克，蒜、姜、葱、盐、胡椒粉、味精、淀粉、植物油各适量。

**做　法**：

1. 茭白切成长 4 厘米的薄片，木耳洗净，葱、姜、蒜、泡辣椒切碎。将盐、胡椒粉、味精、鲜汤加淀粉调成咸鲜芡汁。

2. 锅里放植物油烧热，把泡辣椒碎、姜片、蒜片炒香，再倒入茭白片、木耳翻炒至断生，淋入芡汁，撒上葱花即可。

**小贴士**

此菜具有降血脂、降血压、治疗肝炎、美容养颜的功效。

## ◆ 山药黑木耳蜜豆

**主　料**：山药 150 克，黑木耳 150 克。

**辅　料**：甜蜜豆 100 克。

**调　料**：盐 5 克，鸡粉 2 克，水淀粉 5 克，香油 2 克，葱、姜各 5 克，植物油适量。

**做　法**：

1. 将山药去皮改刀成象眼片。

2. 木耳泡软洗净，与甜蜜豆一起焯水。

3. 锅内放入少量植物油，煸香葱姜放入山药、甜蜜豆、黑木耳加盐、鸡粉调好味，中火翻炒熟，淋香油即可。

**小贴士**

山药切好后要放在清水中，加入少许白醋则不会变色。

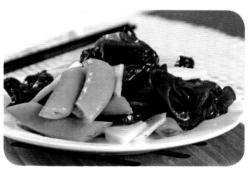

# 海带

## ☞帮助尿酸代谢

| 别　　　名 | 昆布、江白菜、纶布、海昆布、海草。 |
| --- | --- |
| 性味归经 | 性寒，味咸；归肝、胃、肾经。 |
| 建议食用量 | 每餐干品约 30 克。 |

## 营养成分

蛋白质、脂肪、膳食纤维、碳水化合物、硫胺素、核黄素、烟酸、维生素 E、钾、钠、钙、碘、镁、铁、锰、锌、磷、硒等。

## 缓解痛风原理

海带含有丰富的钾元素、膳食纤维，能够改变酸性体质，促进尿酸排出。海带是碱性食物，对缓解痛风有一定辅助作用。

## 黄金搭配

海带 + 豆腐

海带与豆腐做汤共食，风味特别，营养极其丰富，可提高人体对钙的吸收率，避免降低甲状腺功能。

海带 + 决明子

海带与决明子搭配食用，具有清肝明目、化痰的功效，可辅助治疗高血压、眼结膜等病症。

## 食用功效

海带中含有大量的碘，碘是人体甲状腺素合成的主要物质，人体缺少碘，就会患"大脖子病"，即甲状腺功能减退症，所以，海带是甲状腺功能低下者的最佳食品。海带中还含有大量的甘露醇，具有利尿消肿的作用，可防治肾功能衰竭、老年性水肿、药物中毒等。甘露醇与碘、钾、烟酸等协同作用，对防治动脉硬化、高血压、慢性气管炎、慢性肝炎、贫血、水肿等疾病都有较好的效果。海带中的优质蛋白质和不饱和脂肪酸，对心脏病、糖尿病、高血压有一定的防治作用。海带胶质能促使体内的放射性物质随同大便排出体外。

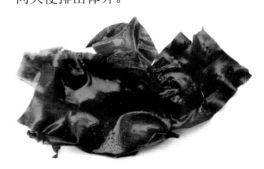

## 食用宜忌

宜食：缺碘、甲状腺肿大、高血压、高血脂、冠心病、糖尿病、动脉硬化、骨质疏松、营养不良性贫血以及头发稀疏者可多食。

忌食：脾胃虚寒的人慎食，甲亢患者要忌食。

营养食谱

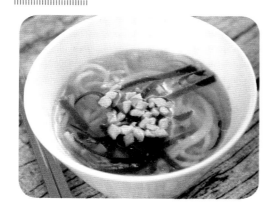

### ◆ 肉丁海带面

**主　料**：猪肉丁 100 克，海带丝 50 克，面条 200 克。

**调　料**：盐、酱油、葱末、姜末、料酒、植物油各适量。

**做　法**：

1. 海带丝洗净，猪肉丁加酱油、葱末、姜末、料酒拌匀。

2. 锅中加水煮沸后，放入面条用中火煮至熟，捞出沥水。

3. 另取一锅置火上，放适量植物油烧热后，下入肉丁用大火煸炒片刻，加适量清水、海带丝、葱末、姜末转小火同煮 10 分钟，再放入煮好的面条，加盐调味即可。

### ◆ 香拌海带丝

**主　料**：海带丝 200 克。

**调　料**：盐、鸡粉、蒜茸、香油、花椒油各 2 克。

**做　法**：

1. 将海带清洗干净在油盐水中煮熟。

2. 将海带放凉后切成细丝，加入鸡粉、盐、蒜茸、香油、花椒油拌匀即可。

 小贴士

　　海带丝在加醋的清水中泡 10 分钟，口感会更爽滑。

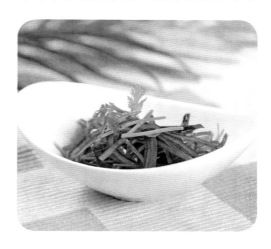

# 第二节　蔬菜类

## 土豆

### 通便排毒补能量

| | |
|---|---|
| 别　　名 | 马铃薯、洋芋、地蛋、山药蛋。 |
| 性味归经 | 性平、微凉，味甘；归脾、胃、大肠经。 |
| 建议食用量 | 每餐 100 ～ 200 克。 |

### 营养成分

淀粉、膳食纤维素、胶质、蛋白质、脂肪、磷、钙、铁、钾、多类维生素与核酸、柠檬酸、土豆素等。

### 缓解痛风原理

土豆属于低热量、高蛋白的碱性食物，含有丰富的维生素 C 和钾元素，有利尿的作用，而且土豆营养非常丰富，加之其嘌呤含量非常低，痛风患者常食用，有益于缓解其症状。另外，土豆还能降低血压，尤适于痛风并发高血压患者。

### 食疗良方

土豆 250 克，植物油 30 克先煸炒，再加酱油 30 克，盐少量至烧熟后食用，适用于痛风发作者。

### 食用功效

土豆含有大量淀粉以及蛋白质、B族维生素、维生素 C 和钾等，能促进脾胃的消化功能；土豆含有大量膳食纤维，能宽肠通便，帮助人体及时排泄代谢毒素，防治便秘，预防肠道疾病的发生；土豆能供给人体大量有特殊保护作用的黏液蛋白，能促使消化道、呼吸道以及关节腔、浆膜腔的润滑，预防心血管系统的脂肪沉积，保持血管的弹性，有利于预防动脉粥样硬化的发生。土豆是一种碱性食品，有利于体内酸碱平衡，中和体内代谢后产生的酸性物质，从而有一定的美容、抗衰老作用。

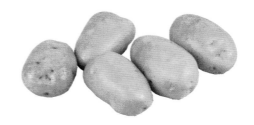

### 经典论述

1.《本草纲目》："功能稀痘，小儿熟食，大解痘毒。"

2.《湖南药物志》："补中益气，健脾胃，消炎。"

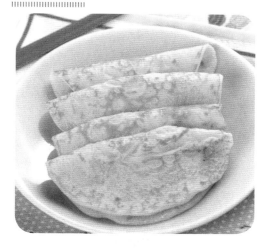

### ◆ 土豆泥饼

主　料：土豆 100 克，面粉 200 克，鸡蛋 2 个。

调　料：植物油、盐各适量。

做　法：

1. 把土豆洗净、蒸熟、去皮、捣成泥状，加入鸡蛋、盐、面粉和在一起，做成几个圆形的等份饼坯。

2. 锅中加植物油烧热，把土豆饼坯逐个放到油锅里炸 1 分钟捞出。

3. 将油锅继续加热至七成热时，再将土豆饼坯放进去，再炸半分钟成金黄色即可。

### ◆ 风味土豆泥

主　料：土豆 200 克。

辅　料：胡萝卜丁 20 克，西芹丁 20 克。

调　料：炼乳 20 克，奶粉 10 克。

做　法：

1. 把土豆清洗干净去皮切成片，上锅蒸 30 分钟，待软烂后打成泥状，放容器里加奶粉和炼乳拌匀。

2. 胡萝卜去皮切成丁焯水放入土豆泥中。

3. 西芹切粒焯水放土豆泥中拌匀即可。

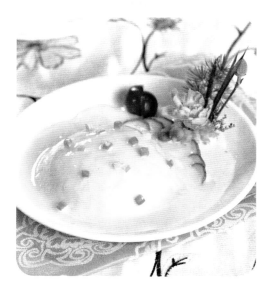

# 冬瓜

## 减轻水肿

**别　　　名** 白瓜、枕瓜、东瓜。

**性味归经** 性凉，味甘；归肺、大肠、小肠、膀胱经。

**建议食用量** 每天 100 ～ 500 克。

## 营养成分

蛋白质、糖、粗纤维、灰分、钙、磷、铁、胡萝卜素、硫胺素、核黄素、烟酸、维生素 C 等。

## 缓解痛风原理

冬瓜是名副其实的高钾低钠食品，嘌呤含量微乎其微，冬瓜所含的维生素 C 能促进尿酸排泄。此外，冬瓜本身几乎不含脂肪，热量低，肥胖的痛风患者可以长期食用，减肥的同时也可以缓解关节疼痛，对痛风患者很有益处。

## 黄金搭配

冬瓜 + 香菜 + 黑木耳

冬瓜与香菜、黑木耳搭配食用，有利水消肿、降压降脂之效，适用于高血脂、高血压等症。

## 食用功效

冬瓜含有的膳食纤维可以帮助消化，且含维生素 C 和钾盐较多，钠盐含量较低，高血压、肾脏病、浮肿病等患者食之，可达到消肿的作用。冬瓜中所含的丙醇二酸，能有效地抑制糖类转化为脂肪，加之冬瓜本身含脂肪少，热量不高，对于防止人体发胖具有重要意义，还有助于体形健美。冬瓜性凉味甘，清热生津、消暑除烦效果佳，在夏日服食尤为适宜。

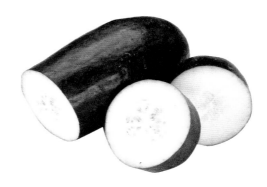

## 饮食宝典

将冬瓜子晒干研细末，调入牛奶、豆浆或其他食品中，每日早晚各服一次，每次 6 ～ 10 克，连续服食两个月，可令皮肤白皙、细腻光滑，起到延缓衰老之功效。

# 营养食谱

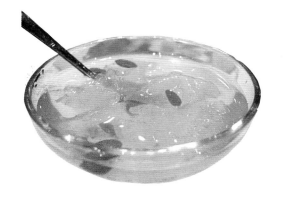

◆ **海米冬瓜**

**主　料**：冬瓜 350 克。

**辅　料**：海米 15 克。

**调　料**：葱姜 5 克，盐 4 克，鸡粉 3 克，水淀粉 20 克，香油 2 克，植物油适量。

**做　法**：

1. 将冬瓜去皮改刀成长 5 厘米的条。

2. 海米用水泡发好。

3. 锅内放入少许植物油，放入葱、姜、海米煸香。再放冬瓜，烹料酒、盐、鸡粉，加少许水调好味，炖至冬瓜软烂、汤汁浓稠后，勾少许芡，淋香油即可。

◆ **冬瓜银耳羹**

**主　料**：冬瓜 200 克，银耳适量。

**调　料**：植物油、盐、味精、黄酒各适量。

**做　法**：

1. 先将冬瓜去皮、瓤，切成片状；银耳水泡发，洗净。

2. 锅放火上加植物油烧热，把冬瓜倒入煸炒片刻，加汤、盐，烧至冬瓜将熟时，加入银耳、味精、黄酒调匀即成。

**功　效**：清热生津、利尿消肿。

**小贴士**

冬瓜要选用小茸毛的青皮冬瓜，这样的冬瓜肉质嫩容易软烂。

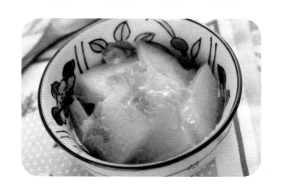

# 胡萝卜

## 预防痛风

别　　名　黄萝卜、金笋、丁香萝卜、药萝卜。

性味归经　性平，味甘；归肺、脾、肝经。

建议食用量　每次 100 ～ 200 克。

## 营养成分

胡萝卜素、蛋白质、脂肪、钙、铁、磷、槲皮素、木质素、干扰素诱生剂等。

## 缓解痛风原理

胡萝卜含有丰富的琥珀酸钾、胡萝卜素、膳食纤维、维生素等营养成分，能降低血脂、血糖，促进尿酸排泄，对防治痛风并发糖尿病、高血压有一定的辅助效果。

## 黄金搭配

胡萝卜 + 菠菜

菠菜相宜胡萝卜，因为菠菜能促进胡萝卜素转化为维生素 A，防止胆固醇在血管壁上沉着，保持心血管的畅通。

胡萝卜 + 肉类

胡萝卜还宜与肉类搭配，可以促进人体吸收胡萝卜素。胡萝卜宜与黄芪搭配做药用。

## 食用功效

胡萝卜含有大量胡萝卜素，有补肝明目的作用，可治疗夜盲症，胡萝卜素被摄入人体消化器官后，可以转化为维生素 A，是骨骼正常生长发育的必需物质，有助于细胞增殖与生长。胡萝卜含有植物纤维，吸水性强，在肠道中体积容易膨胀，是肠道中的"充盈物质"，可加强肠道的蠕动，从而利膈宽肠、通便防癌；胡萝卜中的木质素也能提高人体免疫能力。

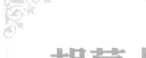

## 食用宜忌

胡萝卜适宜高血压、夜盲症、干眼症患者以及营养不良、食欲不振者、皮肤粗糙者食用。

胡萝卜最好炒熟后食用，因为胡萝卜中所含的是脂溶性的维生素，用油加热后有利于吸收。

## 经典论述

《本草求真》："胡萝卜，因味辛则散，味甘则和，质重则降，故能宽中下气。而使肠胃之邪，与之俱去也。"

营养食谱

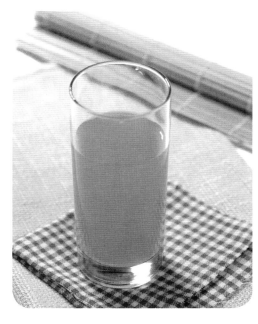

### ◆ 胡萝卜小米粥

**主　料**：小米 100 克，胡萝卜 100 克，清水适量。

**做　法**：

1. 小米洗净，胡萝卜去皮切丝。

2. 把水烧开加入小米和胡萝卜丝同煮 15 分钟，待小米软糯即可。

小 贴 士

切记胡萝卜不能焯水，焯水会破坏胡萝卜素的成分。

### ◆ 胡萝卜饮

**主　料**：胡萝卜 500 克。

**调　料**：白糖适量。

**做　法**：

1. 将胡萝卜洗净，切条，放入榨汁机中，加少量温开水榨成汁。

2. 把胡萝卜汁倒入杯中，加入白糖，调匀，即可饮用。

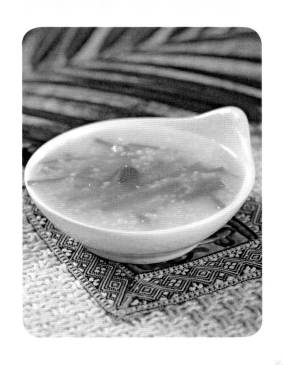

# 芹菜

## 降低尿酸含量

别　　名 旱芹、药芹、香芹、蒲芹。

性味归经 性凉，味甘辛，无毒；归肺、
胃、肝经。

建议食用量 每餐 50 克。

## 营养成分

膳食纤维素、多类维生素、蛋白质、脂肪、糖类和磷、钙、铁以及芫荽苷、挥发油、甘露醇、肌醇等。

## 缓解痛风原理

芹菜含有丰富的维生素和矿物质，能够净化血液，促进体内废物排出，还有清热、利水消肿等功效。芹菜基本上不含嘌呤，且其含碱性成分有利于尿酸排出，非常适合痛风患者食用，尤其是痛风急性期的患者。

## 黄金搭配

芹菜 + 核桃仁

芹菜与核桃仁搭配同食，能润肤美容、抗衰老、延年益寿。

芹菜 + 红枣

芹菜、红枣都含丰富的铁，二者搭配煮汤食用，有滋润皮肤、抗衰老、养血养精的作用。

## 食用功效

芹菜是高纤维食物，它经肠内消化作用生成木质素，高浓度时有助于抑制肠内细菌产生致癌物质，还可加快粪便在肠内的运转时间，减少致癌物与结肠黏膜的接触，达到预防结肠癌的目的。芹菜叶含铁量较高，能补充女性经血的损失。食用芹菜能避免皮肤苍白、干燥、面色无华，而且可使目光有神，头发黑亮。

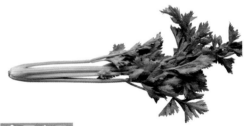

## 食用宜忌

宜食：特别适合高血压和动脉硬化的患者。

忌食：高血糖、脾胃虚寒者慎食；血压偏低者慎用；有生育计划的男性应注意适量少食。

## 经典论述

1.《千金要方·食治》："益筋力，去伏热，治五种黄病，生捣绞汁冷服一升，日二。"

2.《随息居饮食谱》："清胃涤热，祛风，利口齿咽喉头目。"

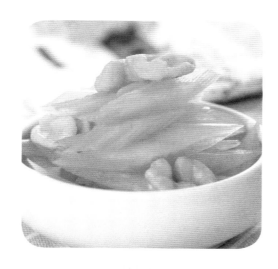

### ◆ 降压西芹丝

**主　料**：西芹 300 克。

**辅　料**：红椒 20 克。

**调　料**：盐 2 克，味精 2 克，香油 1 克。

**做　法**：

1. 将西芹清洗干净，去筋膜，切成丝，焯水。

2. 焯水后马上放入凉水中，冲凉取出，沥干水分。

3. 红椒洗净切成丝，与西芹丝一起加盐、味精、香油拌匀即可。

### ◆ 桃仁芹菜

**主　料**：芹菜 250 克，核桃仁 75 克。

**调　料**：盐、味精、香油各适量。

**做　法**：

1. 芹菜去老叶，洗净，切成丝，用沸水焯后再用凉水冲一下，沥干水分后加盐、味精和香油入盘。

2. 核桃仁投入沸水锅中浸泡片刻，然后剥去红衣，用沸水再泡 5 分钟后捞出，放在芹菜上即可。

#### 小贴士

西芹丝切得要匀，放入冰水中更脆。

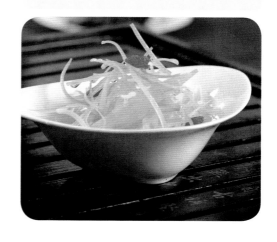

# 茄子

## 维持酸碱平衡

别　　　名　落苏、茄瓜。

性味归经　性凉，味甘；归脾、胃、大肠经。

建议食用量　每次 100 ～ 200 克。

## 营养成分

蛋白质、脂肪、碳水化合物、维生素以及钙、磷、铁和花青素等。

## 缓解痛风原理

茄子含丰富的维生素 P，能增强人体细胞间的黏着力，增强毛细血管的弹性，降低毛细血管的脆性及渗透性，防止微血管破裂出血，使心血管保持正常的功能，对预防痛风并发心脏病有积极作用。

## 黄金搭配

茄子＋苦瓜

茄子与苦瓜搭配是心血管患者的理想菜。

茄子＋肉

茄子与肉同食，可补血，稳定血压。

## 食疗良方

茄子 250 克洗净后蒸熟，切成条，稍加酱油、麻油、盐、大蒜泥、味精拌匀后食，隔日服，适用于痛风发作者。

## 食用功效

茄子具有突出的清热解毒、软化血管、活血散瘀、宽肠利气、祛风通络功能，对防治大便干结、血管硬化、高血脂、高血压、糖尿病以及肥胖、消化系统肿瘤等症，有显著的食疗功效。

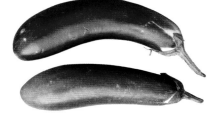

## 烹饪锦囊

茄子遇热极易氧化，颜色会变黑而影响美观，如果烹调前先放入热油锅中稍炸，控油后再与其他的材料同炒，则不容易变色。茄子切成块或片后，由于氧化作用会很快由白变褐，如果将切成块的茄子立即放入水中浸泡，待做菜时再捞起滤干，也可避免茄子变色。

## 经典论述

1.《滇南本草》：“散血，消乳疼，消肿宽肠。烧灰米汤饮，治肠风下血不止及血痔。”

2.《饮膳正要》：“动风发疮及痼疾，不可多食。”

3.《本草纲目》：“茄性寒利，多食心腹痛下利，妇人能伤子宫。”

**营养食谱**

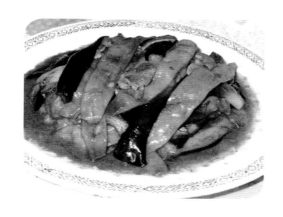

### ◆ 芸豆烧茄子

**主　料**：芸豆200克，茄子200克。

**调　料**：植物油、姜、葱、蒜、盐、调味料各适量。

1. 芸豆摘好洗净备用，茄子洗净切成条备用。

2. 将芸豆过油，茄子条过油后沥干备用。

3. 锅底放少许植物油,葱、姜、蒜炒香后放入芸豆和茄子同炒，加入盐、少许调味料即可。

### ◆ 蒸茄子

**主　料**：茄子250克。

**调　料**：盐、香油、蒜蓉各适量。

**做　法**：

1. 茄子洗净后切成大条状，放入碗中，入蒸笼蒸20分钟左右。

2. 将蒸熟的茄子取出，趁热放盐，淋上香油和蒜蓉即成。

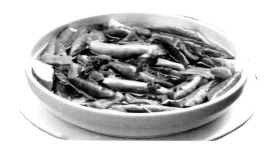

# 苦瓜

## ⟶ 清热解毒降糖脂

别　　　名　凉瓜、锦荔枝、癞葡萄、癞瓜。

性味归经　性寒，味苦；归心、肝、脾、胃经。

建议食用量　鲜品每次 100 ～ 500 克，干品每次 50 ～ 100 克。

## 营养成分

蛋白质、脂肪、碳水化合物、粗纤维、胡萝卜素、维生素 $B_1$、维生素 $B_2$、维生素 C、维生素 E 等多类维生素，其中维生素 C 的含量每 100 克可达 56 毫克。

## 缓解痛风原理

苦瓜含有丰富的钾元素及维生素 C，有"植物胰岛素"之称，属于低热量、低脂肪、低嘌呤的碱性食物。苦瓜中还含有一种类胰岛素的物质，有降糖、降脂的作用，对痛风并发糖尿病有辅助治疗的作用。

## 黄金搭配

苦瓜 + 辣椒

苦瓜、辣椒组合成菜，富含维生素 C、铁、辣椒素，女性常食能润肤容颜、明目，延年益寿，是理想的健美、抗衰老菜肴。

## 食用功效

苦瓜中的苦瓜苷和苦味素能增进食欲，健脾开胃；所含的生物碱类物质奎宁，有利尿活血、消炎退热、清心明目的功效；苦瓜中的蛋白质及大量维生素 C 能提高人体的免疫功能；从苦瓜子中提炼出的胰蛋白酶抑制剂，可以抑制癌细胞所分泌出来的蛋白酶，阻止恶性肿瘤生长；苦瓜的新鲜汁液，含有苦瓜苷和类似胰岛素的物质，具有良好的降血糖作用，是糖尿病患者的理想食品。

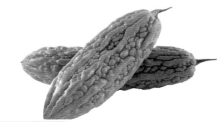

## 食用宜忌

宜食：糖尿病、高血压、高血脂患者。

忌食：苦瓜性凉，脾胃虚寒者不宜多食。

## 经典论述

1. 《本草纲目》载："苦瓜……结瓜长者四五寸，短者二三寸，青色，皮上痱瘟如癞及荔枝壳状。……南人以青皮煮肉及盐酱充蔬。"

2. 《随息居饮食谱》："苦瓜，青则苦寒，涤热、明目、清心。皆指未熟之瓜。"

**营养食谱**

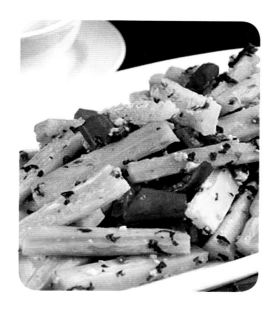

### ◆ 苦瓜拌芹菜

**主　料**：苦瓜 200 克，芹菜 150 克。

**辅　料**：芝麻酱 50 克。

**调　料**：精盐、味精、醋、酱油、蒜泥各适量。

**做　法**：

1. 将芹菜去掉根和叶片，留取叶柄，洗净后切成 2 厘米长的段，用开水焯一下，晾凉备用。

2. 将苦瓜削皮去瓤切成细丝，用开水焯一下，再用凉开水过一下，沥净水分，和芹菜拌在一起。

3. 芝麻酱用凉开水调成稀糊，加上精盐、味精、酱油、醋、蒜泥与菜调匀，盛入盘内食用。

### ◆ 干煸苦瓜

**主　料**：肉末 20 克、苦瓜 400 克。

**调　料**：植物油、盐、味精各适量。

**做　法**：

1. 苦瓜切片，入沸水中焯至变色。

2. 热锅放植物油，油至七分热时，倒入肉末炒散，再倒入苦瓜片翻炒。

3. 苦瓜炒熟后，加入适量盐、味精炒 1 分钟即可。

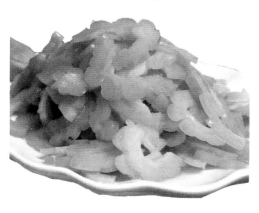

# 圆白菜

## 减少有害物质

别　　名　卷心菜、包心菜、洋白菜、包菜、莲花白、疙瘩白、大头菜。

性味归经　性平，味辛、甘；归脾、胃经。

建议食用量　每餐 150 ～ 300 克。

### 营养成分

蛋白质、脂肪、碳水化合物、膳食纤维、维生素 A、胡萝卜素、硫胺素、核黄素、烟酸、维生素 C、维生素 E、铁等。

### 缓解痛风原理

圆白菜具有补骨髓、润脏腑、清热止痛等功效。此外，圆白菜富含维生素 C、维生素 $B_1$、叶酸和钾，是一种纤维素含量很高的碱性食物，有助于碱化尿液，促进尿酸排出，对防治痛风有一定的辅助作用。

### 小贴士

尖头圆白菜：叶球顶部尖近似心脏形。代表品种有上海的鸡心甘蓝、河北的牛心甘蓝等。

圆头圆白菜：代表品种有北京早熟、喀什夏莲花白，延春甘蓝等。

大头圆白菜：代表品种有大同大白菜，张家口茴子白等。

### 食用功效

圆白菜缓解痛风的原理与大白菜相差无几，其中维生素 C 的含量尤其丰富。日本科学家认为，圆白菜的防衰老、抗氧化的效果可与芦笋、菜花媲美。此外，圆白菜富含叶酸，这也是甘蓝类蔬菜的一个优点。贫血患者应当多吃些圆白菜，它能提高人体免疫力，预防感冒。在抗癌蔬菜中，圆白菜名列前茅。新鲜的圆白菜有杀菌消炎的作用，咽喉疼痛、外伤肿痛、蚊叮虫咬、胃痛牙痛都可请圆白菜帮忙。

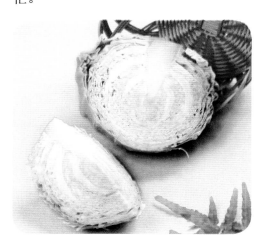

### 饮食宝典

圆白菜有助于抑制癌细胞，通常秋天种植的圆白菜营养价值较高，因此秋冬时期可以多吃圆白菜。

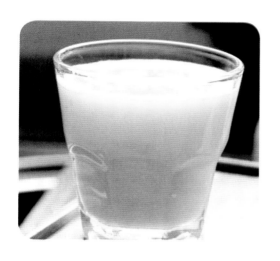

◆ 百合圆白菜汁

**主 料**：百合 3 个，圆白菜菜叶 4 片。

**做 法**：百合掰开，洗净。圆白菜菜叶洗净，撕成小块。将以上食材一同放入榨汁机中，倒入凉开水榨汁即可。

◆ 圆白菜煨面

**主 料**：圆白菜 100 克，火腿 50 克，面条 200 克。

**调 料**：盐、葱、姜、植物油各适量。

**做 法**：

1. 圆白菜洗净，切丝；葱、姜分别洗净，切末；火腿切小块。

2. 锅置火上，放入适量清水，下入面条煮熟后，捞出沥干水分。

3. 另取一锅置火上，加植物油烧热，爆香葱末、姜末，再放入圆白菜丝煸炒，加入适量水，放火腿块、盐、煮好的面条翻匀即可。

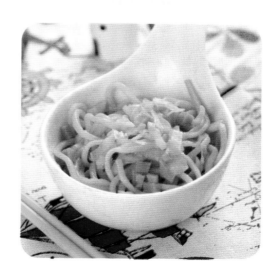

# 大白菜

### 加速尿酸溶解

| | |
|---|---|
| 别　　　名 | 白菜，结球白菜。 |
| 性味归经 | 性平、微寒，味甘；归肠、胃经。 |
| 建议食用量 | 每餐 100～200 克。 |

## 营养成分

蛋白质、脂肪、碳水化合物、粗纤维、灰分、胡萝卜素、维生素 $B_1$、维生素 $B_2$、烟酸、维生素 C、钙、磷、铁、钾、钠、镁、氯、锰、锌等。

## 缓解痛风原理

白菜具有养胃生津、清热解毒、利尿通便等功效。此外，大白菜富含多种维生素及矿物质，是一种纤维素含量很高的碱性食物，有助于碱化尿液，促进尿酸排出，对防治痛风有一定的辅助作用。

## 食用宜忌

大白菜在腐烂的过程中会产生毒素，所产生的亚硝酸盐能使人体血液中的血红蛋白丧失携氧能力，使人体发生严重缺氧，甚至有生命危险，所以腐烂的大白菜一定不能食用。

## 食疗良方

白菜 250 克，加植物油 20 克炒食。宜经常服。适用于痛风缓解期。

## 食用功效

大白菜含有丰富的粗纤维，能润肠、刺激肠胃蠕动、促进大便排泄、帮助消化，有助于预防肠癌。秋冬季节空气特别干燥，寒风对人的皮肤伤害极大，大白菜中含有丰富的水分和维生素 C、维生素 E，多吃大白菜，可以起到护肤养颜的效果。大白菜中还含有对人体有用的硅元素，能够将人体中超标的铝元素迅速转化为硅铝酸盐排出体外，可预防智力衰退、老年痴呆症等。

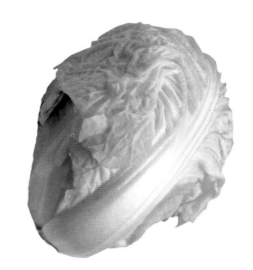

## 经典论述

1. 《滇南本草》："性微寒，味微酸，走经络，利小便。"

2. 《本草拾遗》："食之润肌肤，利五脏，且能降气，清音声。唯性滑泄，患痢人勿服。"

3. 《随息居饮食谱》；"甘平，养胃。"

营养食谱

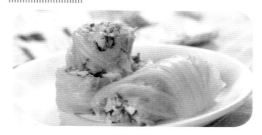

### ◆ 蒸白菜卷

**主 料**：白菜 250 克，猪肉（肥瘦）100 克，鸡蛋 2 个。

**调 料**：大葱、姜、料酒、鸡精、盐、水淀粉、胡椒粉、香油各适量。

**做 法：**

1. 将大白菜叶放入沸水锅中焯一下，再放入冷水中过凉，捞出备用；葱、姜切末备用；将猪肉洗净后剁成馅备用。

2. 将猪肉馅加入葱末、姜末、料酒、鸡精、精盐、胡椒粉、鸡蛋、香油搅至上劲；将烫好的大白菜摊开，放入搅好的猪肉馅包成卷状。

3. 将包好的大白菜卷用旺火蒸 5 分钟，取出装盘。

4. 将锅置于旺火上，加入适量清水、精盐、鸡精、用水淀粉勾芡，加入葱姜末，浇在大白菜卷上即可。

### ◆ 醋熘白菜

**主 料**：大白菜 300 克。

**配 料**：香菜少许。

**调 料**：香油少许，植物油、香醋、精盐、鸡精、水淀粉各适量。

**做 法：**

1. 大白菜洗净，去叶留梗，切成厚片。

2. 锅置火上，加入适量水烧沸，将大白菜焯水。将香醋、鸡精、精盐、水淀粉加入碗中，调成均匀的味汁。

3. 锅内加植物油烧热，放入大白菜略煸炒后，倒入味汁，翻炒装盘，撒上香菜即成。

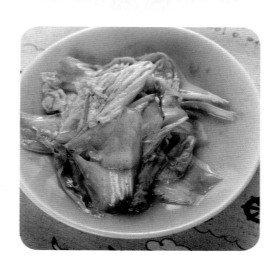

# 小白菜

## 改善痛风症状

别　　名　鸡毛菜、油白菜。

性味归经　性平，味甘；归肺、胃、大肠经。

建议食用量　每餐 100 ～ 200 克。

## 营养成分

蛋白质、脂肪、碳水化合物、叶酸、膳食纤维、维生素 A、胡萝卜素、硫胺素、核黄素、烟酸、维生素 C、维生素 E、钙、磷、钾、钠、碘、镁、铁等。

## 缓解痛风原理

小白菜具有清热除烦、行气祛瘀、消肿散结、通利胃肠等功效。小白菜富含多种维生素及矿物质，是纤维素含量很高的碱性食物，有助于碱化尿液，促进尿酸排出，对防治痛风有一定的辅助作用。

### 小贴士

新鲜的小白菜呈绿色、鲜艳而有光泽、无黄叶、无腐烂、无虫蛀现象。在选购时，如发现小白菜的颜色暗淡，无光泽，夹有枯黄叶、腐烂叶，并有虫斑，则为劣质小白菜。

小白菜因质地娇嫩，容易腐烂变质，一般是随买随吃。如保存在冰箱内，至多能保鲜 1 ～ 2 天。

## 食用功效

小白菜是蔬菜中含矿物质和维生素最丰富的蔬菜之一，可煮食或炒食，亦可做成菜汤或者凉拌食用。小白菜所含营养成分与大白菜相近似，但其中钙的含量较高。小白菜性喜冷凉，几乎一年四季都可生产，但从营养角度看，冬春季是小白菜消费的最佳季节。

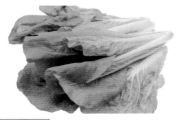

## 食用宜忌

小白菜制作菜肴，炒、熬时间不宜过长，以免损失营养。一般人群均可食用。但脾胃虚寒、大便溏薄者，不宜多食小白菜。

## 黄金搭配

小白菜 + 黄豆芽

二者同食，可减少体内乳酸堆积，消除疲劳，起到预防直肠癌等多种消化道恶性肿瘤的作用。

小白菜 + 陈醋

将白菜梗切小块，加葱段、姜片、少许辣椒、极少植物油下锅，速加陈醋小炒。可软化、扩张血管，缓解高血压，抑制血糖值升高。还可辅助治疗感冒，杀伤各种病菌。

营养食谱

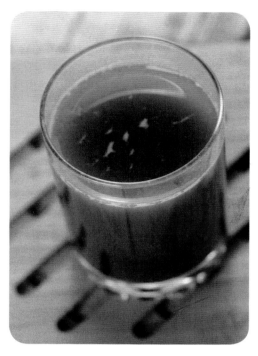

◆ 小白菜冬瓜汤

**主　料**：小白菜 300 克，冬瓜 50 克。

**调　料**：盐、枸杞子各少许。

**做　法**：

1. 把洗净的小白菜去根，切成小段；冬瓜去皮洗净，切成小段。

2. 将水放入锅中，再将小白菜段和冬瓜段、枸杞子放入锅中，小火炖煮 10 分钟左右，加盐调味即可。

◆ 小白菜汁

**主　料**：小白菜 500 克。

**做　法**：

1. 将小白菜择好、洗净，置沸水锅中煮 3 ～ 5 分钟。

2. 放入榨汁机中加纯净水榨汁，过滤后即可饮用。

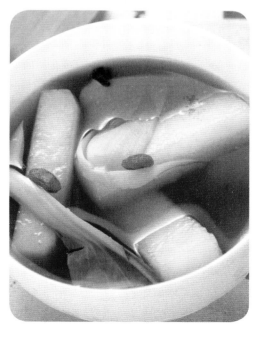

# 苋菜

## 清热、利尿

别　　名 青香苋、红苋菜、红菜、野刺苋、米苋。

性味归经 性凉，味微甘；归肺、大肠经。

建议食用量 每餐 50 ～ 100 克。

## 营养成分

蛋白质、脂肪、无机盐、糖、粗纤维和多种维生素等营养成分，其中叶和种子含有高浓度赖氨酸，可补充谷类食物中氨基酸的组成缺陷。

## 缓解痛风原理

苋菜富含蛋白质、多种维生素和矿物质，有利于强身健体，提高机体免疫力。它所含丰富的铁可以合成红细胞中的血红蛋白，有携带氧气的功能，能维持正常的心肌活力，可预防痛风并发心脏病。

## 黄金搭配

苋菜 + 猪肝

苋菜宜和猪肝搭配，可以营养互补，有养肝、养血、明目的作用。

苋菜 + 鸡蛋

苋菜宜和鸡蛋搭配，可以营养互补，有滋阴润燥、清热解毒的作用。

## 食用功效

苋菜能补气、清热、明目、滑胎、利大小肠，且对牙齿和骨骼的生长可起到促进作用，并能维持正常的心肌活动，防止肌肉痉挛。另外，还具有促进凝血、增加血红蛋白含量并提高携氧能力、促进造血等功能。也可以减肥清身、促进排毒、防治便秘。

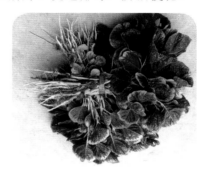

## 食用宜忌

宜食：适合老年人、幼儿、妇女、减肥者食用。在夏季食用红苋菜对于治疗肠炎痢疾以及大便干结和小便赤涩有显著作用。

忌食：慢性腹泻、脾弱便溏者慎服。

## 经典论述

1.《随息居饮食谱》："苋通九窍。其实主青盲明目，而苋字从见。"

2.《本草衍义补遗》："苋，下血而又入血分，且善走，与马齿苋同服下胎，妙，临产者食，易产。"

3.《滇南本草》："治大小便不通，化虫，祛寒热，能通血脉，逐瘀血。"

营养食谱

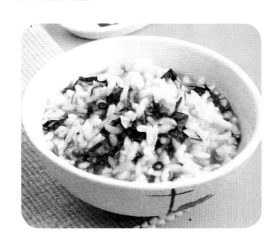

**◆ 苋菜香米粥**

**主　料**：香米60克，红豆、苋菜各40克。

**调　料**：葱丝、姜丝各3克，盐5克，味精、胡椒粉各少许。

**做　法**：

1. 香米、红豆分别淘洗干净；苋菜洗净，切小段备用。

2. 锅置火上，加入适量水，放入红豆煮15分钟，再放入香米煮20分钟至稠，加入苋菜段、姜丝、葱丝、盐、味精、胡椒粉搅匀即可。

**功　效**：清热解毒、利水消肿。

**◆ 紫苋菜粥**

**主　料**：大米100克，紫苋菜80克。

**调　料**：盐少许。

**做　法**：

1. 将紫苋菜择洗干净，切丝；大米淘洗干净。

2. 锅中倒入适量水，放入大米煮开，改小火煮成粥，放入苋菜丝、盐再煮开即可。

**功　效**：清热止痢、补气养胃。

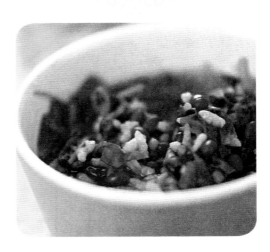

# 空心菜

### 消肿解毒

别　名　藤藤菜、蕹菜、蓊菜、通心菜、无心菜、瓮菜、空筒菜、竹叶菜。

性味归经　性寒，味甘；归肝、心、大肠、小肠经。

建议食用量　每餐 150～300 克。

## 营养成分

蛋白质、脂肪、糖类、无机盐、胡萝卜素、维生素 B、维生素 C 等。

## 缓解痛风原理

空心菜中含丰富的膳食纤维及钾元素，嘌呤含量低，是一种碱性食物，可碱化尿液并促进尿酸的排出。空心菜中的膳食纤维较多，具有促进肠蠕动的作用，可以通便解毒，降低胆固醇。

## 黄金搭配

空心菜 + 尖椒

尖椒配空心菜，是维生素和矿物质的良好搭配，可降血压、止头痛、解毒消肿、防治糖尿病和龋齿。

空心菜 + 鸡肉

空心菜和鸡肉搭配着吃，可以促进人体对维生素 C 的吸收，更有效地降低胆固醇，适合高胆固醇患者食用。

## 食用功效

空心菜中粗纤维含量极为丰富，由纤维素、木质素和果胶等组成。果胶能使体内有毒物质加速排泄。木质素能提高巨噬细胞吞食细菌的活力，杀菌消炎。

空心菜中含有丰富的维生素 C 和胡萝卜素，其维生素含量高于大白菜，有助于增强体质、防病抗病。空心菜中的叶绿素，可洁齿防龋、润泽皮肤。

紫色茎的空心菜能降低血糖，可作为糖尿病患者的食疗佳蔬。

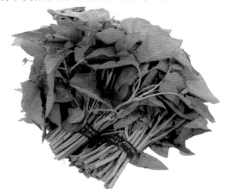

## 饮食宝典

空心菜生熟皆宜，荤素俱佳，宜大火快炒，避免营养损失。

空心菜遇热容易变黄，烹调时要充分热锅，大火快炒，不等叶片变软即可熄火盛出。

## 经典论述

《医林纂要》："介砒中毒，补心血，行水。"

**营养食谱**

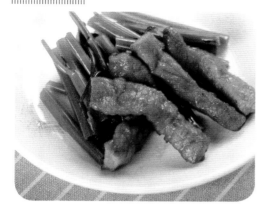

### ◆ 羊肉炒空心菜

**主　料**：羊肉 100 克，空心菜 75 克。

**调　料**：蒜、姜、植物油、料酒、淀粉、盐、沙茶酱、蚝油、白糖、香油各适量。

**做　法**：

1. 羊肉洗净，切条，加入料酒、淀粉、盐拌匀，稍腌渍后过温油备用。

2. 空心菜去叶，洗净，切段；蒜去皮，洗净，拍碎；姜洗净，切丝。

3. 油锅烧热，将蒜末、姜丝、空心菜段炒匀，加入盐、沙茶酱、蚝油、白糖及羊肉条，大火炒熟，滴入香油即可。

### ◆ 凉拌空心菜

**主　料**：空心菜 300 克。

**辅　料**：培根 2 片。

**调　料**：大蒜、香油、白砂糖、盐各适量。

**做　法**：

1. 空心菜洗净，切成段；蒜洗净，切成末。

2. 水烧开，放入空心菜，滚三滚后捞出沥干。

3. 蒜末、白糖、精盐与少量水调匀后，再浇入热香油，和空心菜、培根拌匀即可。

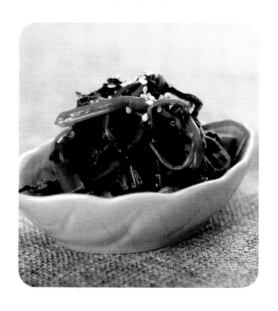

# 黄瓜

## 利于尿酸排出

别　　　名　胡瓜、刺瓜、青瓜。

性味归经　性凉，味甘；归脾、胃、大肠经。

建议食用量　每天约 100～500 克。

## 营养成分

蛋白质、糖类、维生素 $B_2$、维生素 C、维生素 E、胡萝卜素、烟酸、钙、磷、铁等。

## 缓解痛风原理

黄瓜是一种碱性食物，嘌呤含量较低，并含有丰富的维生素 C、钾元素，有利于尿酸的排出，对防治痛风并发肾病非常有利。黄瓜中含有的丙醇二酸可抑制糖类转化为脂肪，有效降低胆固醇，适合痛风并发肥胖、糖尿病患者食用。

## 黄金搭配

黄瓜 + 黑木耳

黄瓜搭配黑木耳，排毒、减肥功效好。

黄瓜 + 豆腐

黄瓜搭配豆腐，解毒消炎、润燥和胃。

## 食用功效

黄瓜是低热量的美容减肥食品。黄瓜中的黄瓜酶，有很强的生物活性，能有效地促进人体的新陈代谢，用黄瓜捣汁涂抹皮肤，有润肤、舒展皱纹的功效。黄瓜中所含的丙氨酸、精氨酸和谷氨酰胺对肝脏患者，特别是对酒精性肝硬化患者有一定辅助治疗作用，可预防酒精中毒。黄瓜中所含的葡萄糖苷、果糖等不参与通常的糖代谢，故糖尿病患者以黄瓜代替淀粉类食物充饥，血糖非但不会升高，甚至会降低。此外，黄瓜中的纤维素对促进人体肠道内废物的排除、降低胆固醇也有一定作用。

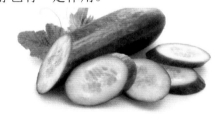

## 经典论述

1.《食物与治病》："黄瓜水分多且有清甜味，生吃能解渴清热，但多食则易于积热生湿。若患疮疹、脚气和有虚肿者食之易加重病情。小儿多食易生疳虫。"

2.《日用本草》："除胸中热，解烦渴，利水道。"

3.《滇南本草》："解疮癣热毒，消烦渴。"

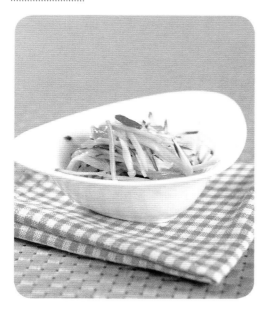

### ◆ 黄瓜汁

**主　料:**黄瓜2根。

**做　法:**

1. 黄瓜洗净后削掉外皮,切段。

2. 将黄瓜段放进榨汁机榨打成汁,煮沸,晾温即可。

### ◆ 黄瓜拌金针菇

**主　料:**金针菇300克。

**辅　料:**黄瓜丝50克。

**调　料:**盐、鸡粉、香油、蒜茸各适量。

**做　法:**

1. 将金针菇清洗干净改刀切成两段焯水。

2. 黄瓜洗净切成细丝。

3. 把金针菇和黄瓜丝放入容器中加盐、鸡粉、香油、蒜茸拌均即可。

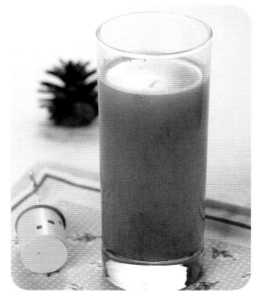

# 丝瓜

## 降低尿酸含量

| | |
|---|---|
| 别　　　名 | 天罗、绵瓜、天络瓜。 |
| 性 味 归 经 | 性凉，味甘；归肝、胃、肺经。 |
| 建议食用量 | 每餐 100 ～ 300 克。 |

## 营养成分

蛋白质、脂肪、碳水化合物、钙、磷、铁及维生素 $B_1$、维生素 C、皂苷、植物黏液、木糖胶、丝瓜苦味质、瓜氨酸等。

## 缓解痛风原理

丝瓜富含钙、磷、钾等矿物质以及皂苷类物质，是低热量、低脂肪、低糖、低嘌呤食物，有助于尿酸盐的溶解，从而防止其沉淀。常食用丝瓜，对痛风并发糖尿病、高血压、心脏病有辅助治疗作用。

## 黄金搭配

丝瓜 + 鸡蛋

鸡蛋可润肺利咽、清热解毒，二者搭配同食，具有清热解毒、滋阴润燥、养血通乳的功效。

丝瓜 + 虾米

丝瓜与虾米搭配具有滋肺阴、补肾阳的功效。

## 食用功效

黄丝瓜中含防止皮肤老化的 B 族维生素、增白皮肤的维生素 C 等成分，能保护皮肤、消除斑块，使皮肤洁白、细嫩，故丝瓜汁有"美人水"之称。丝瓜藤茎的汁液具有保持皮肤弹性的特殊功效，能美容去皱。丝瓜提取物对乙型脑炎病毒有明显的预防作用。在丝瓜组织培养液中还提取到一种具抗过敏作用的物质。中医认为丝瓜性味甘凉，有清暑凉血、解毒通便、祛风化痰、下乳汁等功效。

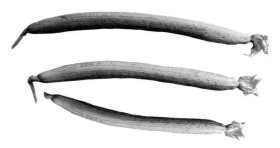

## 饮食宝典

丝瓜味道清甜，烹制丝瓜应尽量保持清淡，烹煮时不宜加口味较重的酱料。少用油，可勾芡，用味精或胡椒粉提味，这样才能突出丝瓜香嫩爽口的特点。

## 经典论述

1.《本经逢原》："丝瓜嫩者寒滑，多食泻人。"

2.《本草纲目》："老者烧存性服，祛风化痰，凉血解毒杀虫，通经络，行血脉，下乳汁。"

营养食谱

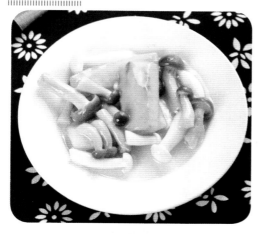

### ◆ 丝瓜炒双菇

**主　料**：蟹味菇 50 克，白玉菇 20 克，丝瓜 60 克。

**调　料**：酱油、白糖、盐、淀粉、植物油各适量。

**做　法**：

1. 丝瓜洗净切片，用水焯一下，捞出过凉，再用少量油炒熟，加盐调味后盛出。

2. 蟹味菇、白玉菇去蒂洗净。

3. 锅置火上，加植物油烧热，放入蟹味菇、白玉菇同炒，再放入酱油、白糖、盐、待汤汁稍收干时，勾芡，盛出放丝瓜中间即可。

### ◆ 肉末烧丝瓜

**主　料**：丝瓜 1 根，猪肉末 20 克。

**调　料**：香油、生抽、盐、醋、植物油各适量。

**做　法**：

1. 猪肉末放入油锅中炒熟，盛出备用。

2. 丝瓜去皮，洗净，切成丝，用沸水焯一下，捞出过凉备用。

3. 锅置火上，加入适量植物油烧热，将焯过的丝瓜、熟肉末，加入香油、生抽、盐、醋，炒匀即可。

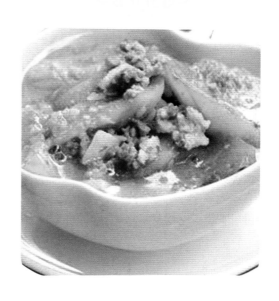

# 南瓜

## 防止尿酸过高

别　　名　麦瓜、番瓜、倭瓜、金瓜、伏瓜、饭瓜、北瓜。

性味归经　性温，味甘；归脾、胃经。

建议食用量　每次200～500克。

## 营养成分

蛋白质、膳食纤维、碳水化合物、烟酸、维生素C、氨基酸、活性蛋白、胡萝卜素、维生素A、钙、钾、磷、镁、铁、铜、锰、铬、硼等。

## 缓解痛风原理

南瓜是一种碱性食物，热量低，含钾元素较多，嘌呤含量极少，可以减少尿酸在体内的生成量，还能够促进尿酸排泄，对防治痛风并发肥胖症、糖尿病有一定的辅助疗效。

## 黄金搭配

南瓜+小米

两者搭配食用具有补中益气，健脾益胃的功效。对脾胃虚弱，气短倦怠等症有很好的辅助食疗的作用。

南瓜+大枣

两者搭配食用具有健脾益气、化痰止咳的功效，适用于慢性支气管炎患者食用。

## 食用功效

南瓜含有丰富的维生素和果胶，尤其是胡萝卜素的含量很高。果胶有很好的吸附性，能黏结与消除体内细菌毒素和其他有害物质，如重金属中的铅、汞和放射性元素，能起到解毒作用。果胶还可以保护胃肠道黏膜，使其免受粗糙食品的刺激，促进溃疡愈合，所以适合胃病患者。

南瓜含有微量元素钴，能活跃人体的新陈代谢，促进造血功能，并参与人体内维生素$B_{12}$的合成，是人体胰岛细胞所必需的微量元素，对防治糖尿病、降低血糖有特殊的疗效。

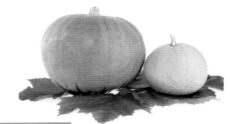

## 食用宜忌

宜食：适宜肥胖者、糖尿病患者和中老年人食用。

忌食：南瓜性温，胃热炽盛者、湿热气滞者少吃。

## 经典论述

1.《本草纲目》："甘，温，无毒。补中益气。"

2.《滇南本草》："横行经络，利小便。"

**营养食谱**

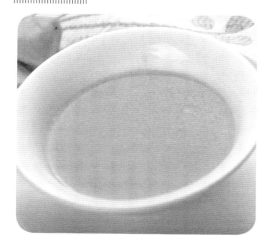

◆ **南瓜玉米羹**

**主　料**：南瓜 50 克，玉米面 200 克。

**调　料**：白糖、盐、植物油、清汤各适量。

**做　法**：

1. 将南瓜去皮，洗净，切成小块。

2. 锅置火上，加适量的植物油烧热，放入南瓜块略炒后，再加入清汤，炖熟。

3. 将玉米面用水调好，倒入锅内，与南瓜汤混合，边搅拌边用小火煮，搅拌至黏稠后，加盐和白糖调味即可。

◆ **百合炒南瓜**

**主　料**：南瓜 300 克，百合 50 克。

**调　料**：植物油、盐、鸡粉、水淀粉各适量。

**做　法**：

1. 将南瓜去皮改刀成象眼片，百合去根洗净备用。

2. 将南瓜和百合分别焯水。

3. 锅内放入少许的油放南瓜百合加盐、鸡粉炒熟勾少许芡即可。

**功　效**：补中益气、清肺润燥、清心安神。

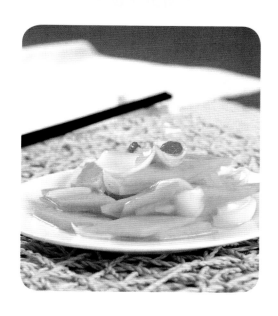

# 白萝卜

## 改善痛风症状

| | |
|---|---|
| 别　　名 | 莱菔。 |
| 性味归经 | 性凉，味甘、辛；归脾、胃、肺、大肠经。 |
| 建议食用量 | 每餐 100～200 克。 |

### 营养成分

蛋白质、糖类、碳水化合物、维生素、芥子油、淀粉酶和粗纤维等营养成分。

### 缓解痛风原理

白萝卜富含的维生素 K 能抗尿酸盐结晶，可效防止骨头粗大。白萝卜不仅有很好的助消化功能，而且还有超强促进肝、肾代谢的功能，它能快速协调五脏平衡，在肽核酸 PNA 的作用下将长期沉积在体内各部的痛风结石分解成水、二氧化碳和可溶性的钠盐。长期食用白萝卜可补充肝脏内的转氨酶，有效纠正嘌呤代谢紊乱，调节尿酸，平衡血尿酸的浓度，缓解并消除痛风发作处的炎症，防止再次形成结石。

### 黄金搭配

白萝卜+梨

可润肺、清热、化痰。有润肺凉心、消痰去火的功效，跟白萝卜一起榨汁，掩盖了白萝卜的辛辣味，让食疗功效加倍。

### 食用功效

白萝卜中的芥子油能促进胃肠蠕动，增进食欲，帮助消化；白萝卜中的淀粉酶能分解食物中的淀粉，使之得到充分的吸收；白萝卜含有木质素，能提高巨噬细胞的活力，增强吞噬作用。此外，白萝卜所含的多种酶，能分解致癌的亚硝胺。白萝卜还可以降低胆固醇，防止胆结石形成。

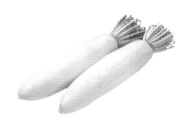

### 食用宜忌

白萝卜可生食、炒食、煮食，或煎汤、捣汁饮，做药膳，或外敷患处。烹饪中也可作配料和点缀。白萝卜种类较多，生吃以汁多辣味少者为好，平时不爱吃凉性食物者以熟食为宜。

### 食疗良方

白萝卜 250 克洗净切块，植物油 50 克同煸，继加柏子仁 30 克，水 500 毫升，同煮至熟，加盐少量，食萝卜及汤。适用于痛风发作时。

### 经典论述

《随息居饮食谱》："治咳嗽失音、咽喉诸病，解煤毒、茄毒。熟者下气和中，补脾运食，生津液，御风寒，止带浊，泽胎养血。"

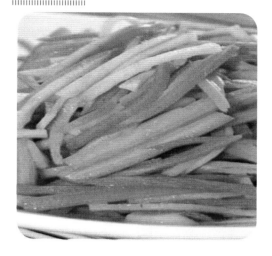

### ◆ 莲藕萝卜

**主　料**：胡萝卜80克，白萝卜80克，莲藕150克，红辣椒20克。

**调　料**：精盐、白糖、味精、香油适量。

**做　法**：

1. 将莲藕去皮洗净切细条，用清水略泡，捞出控水；胡萝卜、白萝卜洗净，切细条，加精盐拌匀腌软；红辣椒去蒂、子洗净，切细丝。

2. 将莲藕细条、胡萝卜、白萝卜、辣椒丝加精盐、白糖、味精拌匀即可。

**功　效**：疏肝理气。

### ◆ 百合萝卜汤

**主　料**：白萝卜150克，鲜百合20克，虾皮10克，马蹄20克。

**辅　料**：葱5克，姜3克。

**调　料**：盐3克，牛肉粉2克，鱼露3克，香油3克。

**做　法**：

1. 白萝卜洗净去皮切粗丝，百合洗净掰成片。

2. 锅中放入清水、姜、葱粒烧开。

3. 放入萝卜丝、虾皮、马蹄、百合，加盐、牛肉粉、鱼露调味，再次煮开后淋入香油即可。

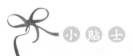

　　萝卜丝要焯下水去生萝卜味。百合最后放，煮的时间长了容易变黑。

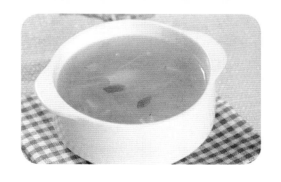

# 洋葱

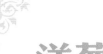

## ·——促进体内酸碱平衡

别　　名　洋葱头、玉葱、圆葱、球葱、葱头。

性味归经　性温，味甘、微辛；归肝、脾、胃、肺经。

建议食用量　每餐 50 ～ 100 克。

### 营养成分

蛋白质、粗纤维、糖类、维生素A、维生素B、维生素C、磷、钙、铁，及多种氨基酸与咖啡酸、柠檬酸、槲皮酸、苹果酸等。

### 缓解痛风原理

洋葱辛甘发散，具有发散风寒的作用。洋葱能抑制高脂肪饮食引起的胆固醇升高，具有较好的降压作用，有防止血栓形成的功效，洋葱还具有利尿祛痰杀菌和抗糖尿病的作用。

### 黄金搭配

洋葱 + 鸡蛋

提高人体对维生素C和维生素E的吸收率。

洋葱 + 苦瓜

两者同食提高机体的免疫力。

### 食用功效

洋葱不含脂肪，其精油中含有可降低胆固醇的含硫化合物的混合物，可用于治疗消化不良、食欲不振、食积内停等症。洋葱既能对抗人体内儿茶酚胺等升压物质的作用，又能促进钠盐的排泄，从而使血压下降，经常食用对高血压、高血脂等心脑血管病患者都有保健作用。

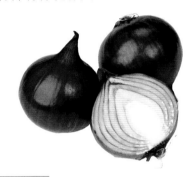

### 食用宜忌

洋葱不可过量食用，因为它易产生挥发性气体，过量食用会导致胀气和排气过多，给人造成不快。

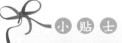

根据皮色，洋葱可分为白皮、黄皮和紫皮三种。从营养价值的角度评估，紫皮洋葱的营养更好一些。这是因为紫皮洋葱相对于其他两个品种的洋葱味道更辛辣，这就意味着其含有更多的蒜素。此外，紫皮洋葱的紫皮部分含有更多的槲皮素。

营养食谱

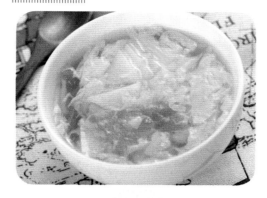

### ◆ 西红柿洋葱鸡蛋汤

**主 料：**西红柿、洋葱各 50 克，鸡蛋 1 个。

**调 料：**海带清汤、盐、白糖、酱油各适量。

**做 法：**

1. 将西红柿洗净，焯烫后去皮，切块；洋葱洗净，切碎；鸡蛋打散，搅拌均匀。

2. 锅置火上，放入海带清汤大火煮沸后加入洋葱、酱油，转中火再次煮沸后，加入西红柿，转小火煮 2 分钟。

3. 将锅里的西红柿和洋葱汤煮沸后，加入蛋液，搅拌均匀加盐、白糖调味即可。

### ◆ 酥香洋葱圈

**主 料：**洋葱 150 克。

**辅 料：**天罗粉 50 克，番茄沙司 30 克。

**调 料：**盐 2 克，植物油、味精各适量。

**做 法：**

1. 将洋葱去皮改刀成洋葱圈。

2. 将天罗粉加水调成糊，加盐、味精和少许的油调匀。

3. 锅内加植物油烧热，用洋葱圈粘上糊入锅炸成金黄色即可。

#### 小贴士

炸制的时候油温要掌握好，150℃即可，油温低了会吃油，炸出来的洋葱圈也会很疲软。

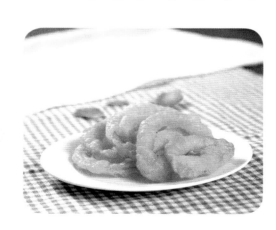

# 莴笋

## 有助于排出尿酸

| 别　　　名 | 莴苣、春菜、生笋、茎用莴苣、青笋、莴菜、香马笋。 |
| --- | --- |
| 性味归经 | 性凉，味甘、苦；归肠、胃经。 |
| 建议食用量 | 每餐 100 ～ 200 克。 |

### 营养成分

蛋白质、脂肪、糖类、胡萝卜素、维生素 $B_1$、维生素 $B_2$、维生素 C、苹果酸、钙、铁、磷、钾等。

### 缓解痛风原理

莴笋富含钾元素，有利于保持体内水电解质平衡，促进尿酸的排泄。莴笋还含有较多的盐酸、烟酸，是胰岛素的激活剂，可起到降低血糖、尿糖等作用。常吃莴笋，对痛风并发糖尿病有较好的食疗作用。

### 食用宜忌

宜食：小便不通、尿血及水肿、糖尿病和肥胖、神经衰弱症、高血压、心律不齐、失眠患者食用；酒后食用可解酒。

忌食：多食使人目糊，停食自复。故视力弱者不宜多食，有眼疾特别是夜盲症的人也应少食。

### 食用功效

莴笋味道清新且略带苦味，可刺激消化酶分泌，增进食欲，其皮和肉之间的乳状浆液，可促进胃酸、胆汁等消化液的分泌，从而增强各消化器官的功能，对消化功能减弱、消化道中酸性降低和便秘的患者尤其有利。莴笋钾含量大大高于钠含量，有利于体内的水电解质平衡，促进排尿，对高血压、水肿、心脏病患者有一定的食疗作用。莴笋中含有少量的碘元素，它对人体的基础代谢、心智和情绪都有重大影响。

### 经典论述

1.《日用本草》："味苦，寒平。利五脏，补筋骨，开膈热，通经脉，祛口气，白牙齿，明眼目。"

2.《本草纲目》："通乳汁，利小便，杀虫蛇毒。"

3.《滇南本草》："治冷积虫积，痰火凝结，气滞不通。"

营养食谱

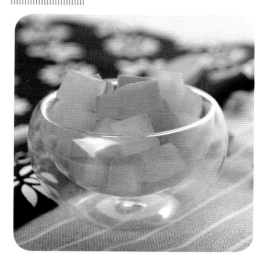

## ◆ 油泼莴笋

**主　　料**：嫩莴笋 500 克。

**调　　料**：葱 10 克，姜 5 克，红椒 3 克，香油 3 克，橄榄油 5 克，盐 5 克，生抽 10 克，花椒 3 克，植物油适量。

**做　　法**：

1. 嫩莴笋去皮切成丝焯水放入盘中。

2. 红辣椒顶刀切碎。

3. 锅内放少许植物油，煸香花椒和红椒碎，放入葱姜、盐、生抽调成汁和香油一起淋在青笋上即可。

## ◆ 胡萝卜拌莴笋

**主　　料**：胡萝卜 200 克，莴笋 100 克。

**调　　料**：盐、香油各适量。

**做　　法**：

1. 胡萝卜去皮，洗净，切丁；莴笋洗净，切丁。

2. 锅置火上，放入适量水煮沸后，下入胡萝卜丁和莴笋丁焯熟，捞出沥干水分。

3. 将胡萝卜丁和青笋丁放入碗内加盐、香油拌匀即可。

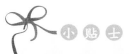

　　花椒要慢火才能煸出香味，火大容易糊、变苦。

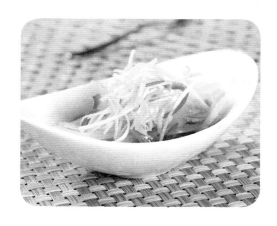

# 番茄

## 有利于尿酸排出

别　　名　西红柿、洋柿子。

性味归经　性微寒，味甘、酸；归心、
　　　　　肺、胃经。

建议食用量　每天吃 2 ～ 3 个。

### 营养成分

蛋白质、脂肪、葡萄糖、蔗糖、维生素 $B_1$、维生素 $B_2$、维生素 C、纤维素和磷、钙、铁、锌等。

### 缓解痛风原理

番茄富含维生素 A、B 族维生素、维生素 C 及钙、镁钾等矿物质，有利尿、降血压、促进尿酸排泄的作用，还可有效降低体内胆固醇含量，预防动脉粥样硬化和冠心病，对痛风并发糖尿病、高血压病有一定的辅助治疗作用。

### 黄金搭配

番茄 + 菜花

番茄宜与菜花搭配食用，可以增强抗毒能力，治疗胃溃疡、便秘、皮肤化脓、牙周炎、高血压、高血脂等。

番茄 + 芹菜

番茄与芹菜一起吃，降压、降脂作用更显著，对高血压、高血脂患者适宜。

### 食用功效

番茄含有丰富的维生素、矿物质、碳水化合物、有机酸及少量的蛋白质，有促进消化、利尿、抑制多种细菌的作用。番茄中含有的维生素可以保护血管，治疗高血压，还有推迟细胞衰老、增加人体免疫力的作用。番茄中的胡萝卜素可维持皮肤弹性，促进骨骼钙化，防治夜盲症和眼睛干燥症。

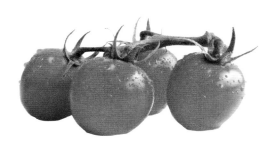

### 食用宜忌

不要吃不成熟的番茄，因为青色的番茄含有大量有毒的番茄碱，食后，会出现恶心、呕吐、全身乏力等中毒症状。

### 生活实用小窍门

西红柿去皮分步骤：

1. 用刀在西红柿底部划个小十字。

2. 将西红柿放入沸水中烫五六秒钟。

3. 立即取出西红柿浸入冷水中。

4. 从十字形部位开始剥皮。

营养食谱

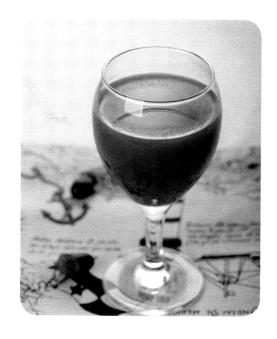

◆ **鲜茄煮牛肉**

**主　　料**：牛肉300克，番茄200克。

**调　　料**：葱、洋葱、生抽、淀粉、盐、高汤、味精、白糖、植物油各适量。

**做　　法**：

1. 牛肉洗净，切片，放入生抽、淀粉拌匀，用油煸炒熟，上盘待用。

2. 番茄洗净，切块；葱、洋葱分别洗净，切末。

3. 油锅烧热，爆香葱末、洋葱末，再放入番茄块，加盐、生抽、白糖和高汤煸炒，炒熟后起锅，淋在牛肉上，撒上味精即可。

◆ **番茄汁**

**主　　料**：番茄500克。

**做　　法**：

1. 把番茄洗干净，用热水烫后去皮。

2. 再用纱布包好用手挤压出汁倒入杯中，再加入少许的温开水调匀，即可饮用。

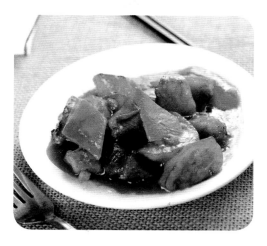

# 芥菜

## 解毒消肿排尿酸

别　　名　大芥、雪里蕻。
性味归经　味辛，性温。入肺、大肠经。
建议食用量　每天 100 克。

## 营养成分

蛋白质、脂肪、膳食纤维、维生素 A、维生素 C、维生素 E、胡萝卜素、烟酸、硒、锌、锰、钾、钙、磷、钠、镁、铁等。

## 缓解痛风原理

芥菜富含维生素 A、B 族维生素、维生素 C、维生素 D、钾、镁和磷等营养物质，有解毒消肿的功效，可抗感染和预防疾病，可促进尿酸排出体外，对防治痛风有一定的辅助作用。

## 食疗良方

1. 小便不通：鲜芥菜水煎代茶饮。
2. 痢疾：芥菜根、烧炭存性研细末，用蜜糖水调服，一日两次。

## 食用宜忌

宜食：一般人群均可食用。是眼科患者的食疗佳品。

忌食：凡疮疡、痔疮、便血及平素热盛患者忌食。

## 食用功效

芥菜含有大量的抗坏血酸，是活性很强的还原物质，参与机体重要的氧化还原过程，能增加大脑中氧含量，激发大脑对氧的利用，有提神醒脑、祛除疲劳的作用。

芥菜还有解毒消肿的作用，能抗感染和预防疾病的发生，抑制细菌毒素的毒性，促进伤口愈合，可用来辅助治疗感染性疾病。芥菜腌制后有一种特殊鲜味和香味，能促进胃、肠消化功能，增进食欲，可用来开胃，帮助消化。芥菜组织较粗硬、含有胡萝卜素和大量食用纤维素，有明目与宽肠通便的作用，可作为眼科患者的食疗佳品，还可防治便秘，尤宜于老年人及习惯性便秘者食用。

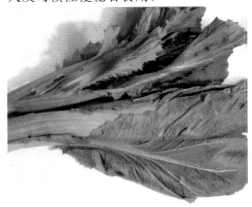

## 经典论述

《本草求真》："芥性辛热，凡因阴湿内壅而见痰气闭塞者，服此痰无不除，故能使耳益聪、目益明也。"

**营养食谱**

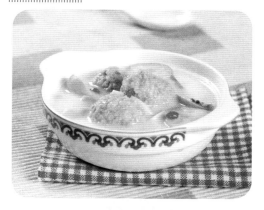

◆ **芥菜鸭丝粥**

**主　料**：糯米 100 克，芥菜 40 克，鸭胸肉 50 克。

**调　料**：姜末少许，盐 5 克。

**做　法**：

1. 糯米淘洗干净备用；芥菜洗净，切丝；鸭胸肉切丝，冲水备用。

2. 锅置火上，加水、糯米煮开，转小火熬 30 分钟后加入鸭肉丝、芥菜丝、姜末、盐再煮 5 分钟即可食用（可加枸杞子点缀）。

◆ **珍菌芥菜丸子**

**主　料**：猪肉馅 150 克，杏鲍菇片 50 克，草菇 25 克，枸杞子 2 克，芥菜 30 克。

**辅　料**：鸡蛋 1 个。

**调　料**：葱姜 10 克，盐 6 克，鸡粉 3 克，料酒 5 克，淀粉 15 克。

**做　法**：

1. 将芥菜叶洗净焯水切碎。

2. 猪肉馅加入盐、葱、姜米、鸡蛋、淀粉和少量的水打上劲，加芥菜搅拌均匀挤出小丸子，入热水中氽熟小丸子捞出备用。

3. 锅内加少许清汤，放入小丸子，再加盐、鸡粉调好味，勾芡即可。

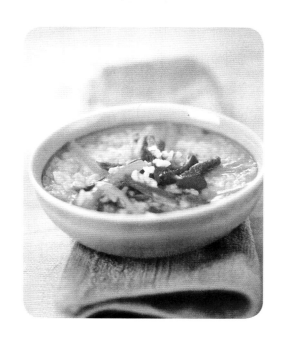

# 油麦菜

## 促进尿酸排泄

| | |
|---|---|
| 别　　　名 | 莜麦菜、牛俐生菜。 |
| 性味归经 | 性凉，味甘；归胃、膀胱经。 |
| 建议食用量 | 每餐 100 ～ 150 克。 |

## 营养成分

膳食纤维、蛋白质、脂肪、碳水化合物、烟酸、维生素 $B_1$、维生素 $B_2$、维生素 C、维生素 E、胡萝卜素、钙、镁、铁、铜、钾等。

## 缓解痛风原理

油麦菜含有甘露醇等有效成分，有利尿和促进血液循环的作用，有助于增加排尿量，促进尿酸排泄，有效地缓解痛风症状。

## 食用宜忌

宜食：适宜出现头晕、乏力、易倦、耳鸣、眼花，皮肤黏膜及指甲等颜色苍白，体力活动感觉气促、骨质疏松、心悸症状的人。适宜多痰，痰黏稠，咳嗽症状的人。

忌食：胃炎、泌尿系统疾病、体质寒凉、尿频、胃寒的人应少吃。

## 食用功效

油麦菜质地脆嫩，口感鲜嫩清香，含有较多钙、铁、胡萝卜素、维生素 $B_2$ 等营养成分，是生食蔬菜中的上品。油麦菜的营养价值略高于生菜，而远优于莴笋。

油麦菜有清肝利胆和养胃的功效。膳食纤维和维生素 C 较白菜多，有消除多余脂肪的作用。因其茎叶中含有莴苣素，故味微苦，具有镇痛催眠、降低胆固醇、辅助治疗神经衰弱、清燥润肺、化痰止咳等功效。

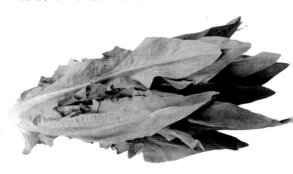

## 经典论述

1.《名医别录》："苦菜，生益州川谷、山陵、道旁。凌冬不死。三月三日采，阴干。"

2.《桐君录》："苦菜三月生，扶疏，六月花从叶出，茎直花黄，八月实黑，实落根复生，冬不枯。今茗极似此。"

3.《唐本草》："茗乃木类，殊非菜流，茗春采为苦茶。"

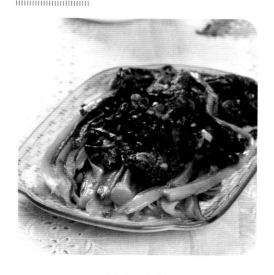

### ◆ 蒜蓉油麦菜

主　料：油麦菜300克，蒜蓉20克。

调　料：精盐、鸡精、食用油各适量。

做　法：

1. 将油麦菜洗净，用手撕成段。

2. 油烧热，放入油麦菜，迅速翻炒至油麦菜翠绿。加精盐、鸡精、蒜蓉调味即可。

### ◆ 豆豉鲮鱼油麦菜

主　料：油麦菜300克。

辅　料：豆豉鲮鱼罐头30克。

调　料：葱、姜、蒜各5克，鸡精2克，食用油20克。

做　法：

1. 将油麦菜洗净、切成段，葱姜切碎，蒜拍成蒜末备用。

2. 坐锅点火，放入植物油烧热后加葱姜煸出香味，再放油麦菜、豆豉鲮鱼罐头翻炒，再倒入蒜末、鸡精即可。

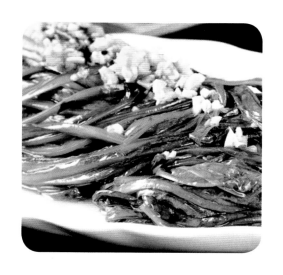

# 青椒

## ●───❸-散寒除湿消痹痛

别　　名　柿子椒、菜椒、甜椒。

性味归经　味辛、性热；归心、脾经。

建议食用量　每日用量 20 克。

## 营养成分

辣椒碱、二氢辣椒碱、挥发油、蛋白质、钙、磷、维生素 C、胡萝卜素及辣椒红素。

## 缓解痛风原理

青椒辛温，能够通过发汗而降低体温，并缓解肌肉疼痛，因此具有较强的解热镇痛作用，对痛风性关节炎引起的炎症性反应，如发热、骨节疼痛均有缓解作用。

## 黄金搭配

青椒 + 鳝鱼

青椒与鳝鱼同食，不但开胃爽口，还可以降低血糖。

青椒 + 苦瓜

青椒与苦瓜同食，可以使人体吸收的营养更全面，而且还有美容养颜、瘦身健体的效果。

## 食用功效

青椒中维生素 C 的含量为西红柿的 4 倍，维生素 C 是生成骨胶原的材料；青椒所含芦丁能强健毛细血管，预防动脉硬化与胃溃疡等疾病的发生；青椒含有芬芳辛辣的辣椒素，能增进食欲、帮助消化；青椒的绿色部分来自叶绿素，叶绿素能防止肠内吸收多余的胆固醇，能积极地将胆固醇排出体外，从而达到净化血液的作用；青椒的有效成分辣椒素是一种抗氧化物质，它可阻止有关细胞的新陈代谢，从而终止细胞组织的癌变过程。

## 食用宜忌

宜食：一般人群均可食用。

忌食：眼疾患者、食管炎、胃肠炎、胃溃疡、痔疮患者应少吃或忌食；同时有火热病症或阴虚火旺，肺结核病、面瘫的人慎食。

## 名医良方

腰腿痛：取辣椒末、凡士林（按1∶1）或辣椒末、凡士林、白面（按2∶3∶1）加适量黄酒调成糊状。用时涂于油纸上贴于患部，外加胶布固定。一般在敷药后觉关节活动灵活柔软，有轻快感。检查可见局部充血、发热，少数患者可能发生皮疹和水泡。

营养食谱

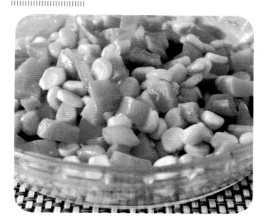

◆ 凉拌玉米甜椒沙拉

**主　料**：橙色甜椒、黄色甜椒各半个,玉米粒400克。

**调　料**：白醋 360 毫升、白糖 110 克、芥末粉 3/4 匙、盐 1/4 匙。

**做　法**：

1. 甜椒去子后切丁,葱切段。

2. 取一小锅,放入白醋、白糖、芥末粉和盐,小火煮 5 分钟后熄火。

3. 拌入葱、甜椒和玉米粒,置凉后盛入有盖的容器,放入冰箱冷藏,最长保存 1 个星期。取出后可直接食用,或待温度升至室温再食用。

◆ 糖醋青椒

**主　料**：青椒 250 克。

**调　料**：葱、姜、蒜、醋、糖、生抽、盐、水淀粉、食用油各适量,香油少许。

**做　法**：

1. 青椒去籽洗净,切块。

2. 炒锅倒入食用油烧热,放入青椒翻炒,片刻后加入葱姜蒜爆香,继续炒至青椒表皮发白起皱,加入醋、糖翻炒,再放生抽、盐和适量的清水烧至青椒入味。

3. 汤汁快干时,勾入适量的水淀粉,再加少许鸡精,香油翻炒均匀,即可装盘。

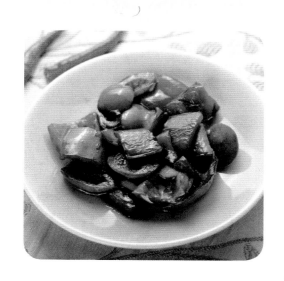

# 西葫芦

## ❖ 消肿散结防结石

别　　　名 搅瓜、白南瓜。

性味归经 味甘，性温。

建议食用量 每日用量 60 克。

### 营养成分

蛋白质、脂肪、纤维、糖类、胡萝卜素、维生素 C、钙等。

### 缓解痛风原理

中医认为西葫芦具有清热利尿、除烦止渴、润肺止咳、消肿散结的功能。西葫芦富含水分，且含有一种干扰素的诱生剂，可刺激机体产生干扰素，提高免疫力。

### 黄金搭配

西葫芦 + 羊肉

西葫芦和羊肉搭配可补脾胃、补肝肾、润肤止渴。

西葫芦 + 西红柿

西葫芦和西红柿搭配可抗癌。

西葫芦 + 洋葱

西葫芦和洋葱搭配可增强免疫力。

西葫芦 + 鸡蛋

西葫芦和鸡蛋搭配可补充动物蛋白。

### 食用功效

西葫芦对烦渴、水肿腹胀、疮毒以及肾炎、肝硬化腹水等症具有辅助治疗的作用；能增强免疫力，发挥抗病毒和肿瘤的作用；能促进人体内胰岛素的分泌，可有效地防治糖尿病，预防肝肾病变，有助于增强肝肾细胞的再生能力。

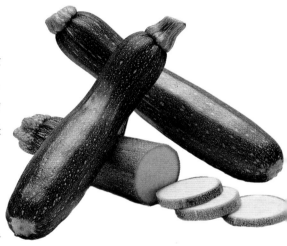

### 食用宜忌

宜食：糖尿病、肝病、肾病患者宜食；肺病患者宜吃白糖西葫芦。

忌食：西葫芦不宜生吃。脾胃虚寒者应少吃。

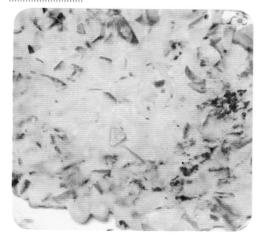

### ◆ 西葫芦蛋饼

主　料：西葫芦 1 个。

辅　料：鸡蛋 2 个，面粉适量。

调　料：盐、鸡精、植物油各适量。

做　法：

1. 西葫芦刨去外皮，挖去瓜瓤，切成丝，用盐腌制片刻。

2. 鸡蛋打散，加少许盐，鸡精，加入面粉成糊状。

3. 西葫芦出水后稍稍挤干，倒入面糊里搅拌均匀。

4. 油锅倒入适量面糊，双面煎至金黄色出锅。

### ◆ 西葫芦烩番茄

主　料：西葫芦 1 个，番茄 2 个。

调　料：植物油、蒜、盐、白糖各适量。

做　法：

1. 蒜切末，西葫芦去瓢切片，番茄切块。

2. 锅中加水，水开倒入西葫芦加盐焯一下水，然后装盘备用。

3. 热锅倒入植物油，加入蒜末煸炒爆香，然后加入番茄翻炒。

4. 倒入西葫芦，加入一点盐，少许白糖翻炒几下即可。

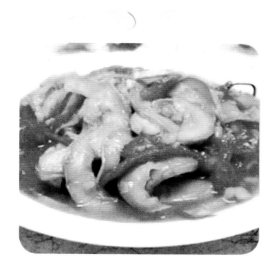

# 银耳

## 保护肝脏，防痛风

| | |
|---|---|
| 别 名 | 白木耳、雪耳、白耳子、银耳子。 |
| 性味归经 | 性平，味甘；归肺、胃、肾经。 |
| 建议食用量 | 干银耳每次约 15 克。 |

### 营养成分

蛋白质、碳水化合物、脂肪、粗纤维、无机盐及少量维生素 B 类。

### 缓解痛风原理

银耳具有强精补肾、润肠益胃、补气和血的功效，它能够提高肝脏的解毒能力，有保护肝脏的功能，有助于预防痛风。它不但能增强人体免疫能力，还可以滋补生津、润肺养胃、补肺益气。

### 黄金搭配

银耳 + 菊花

有镇静、解毒之功效，并能益气强身。

银耳 + 鸭蛋

可缓解咽喉干燥、声音嘶哑、干咳等。

银耳 + 梨

有滋阴润肺、镇咳祛痰之功效，同食会加倍功效。

### 食用功效

银耳含有维生素 D，能防止钙的流失，对生长发育十分有益。银耳富含酸性多糖和硒等微量元素，可以增强人体免疫能力。银耳中的天然植物性胶质，有滋阴作用，长期服用可以润肤，并有祛除脸部黄褐斑、雀斑的功效。银耳中的膳食纤维可助胃肠蠕动，减少脂肪吸收，从而达到减肥的效果。银耳能提高肝脏解毒能力，起保肝作用。食用银耳对老年慢性支气管炎、肺源性心脏病也有一定疗效，还能增强肿瘤患者对放疗、化疗的耐受力。

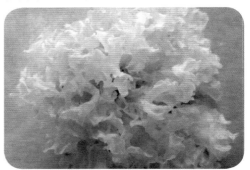

### 食用宜忌

银耳宜用沸水泡发，泡发后应去掉未发开的部分，特别是那些呈淡黄色的东西。冰糖银耳含糖量高，睡前不宜食用，以免血黏度增高。炖好的甜品放入冰箱冰镇后饮用，味道更佳。

小贴士

银耳在熬制 15 分钟后要常搅拌，以免糊底。

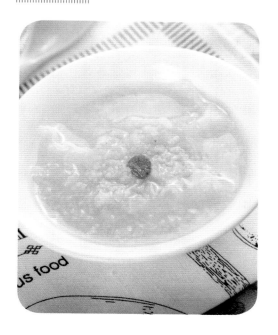

### ◆ 毛尖银耳茶

**主　料：**银耳、白糖各 20 克，毛尖茶 5 克。

**做　法：**在锅中放入银耳、白糖及适量清水，炖 25 分钟后取汁。将茶叶冲泡成茶汁。再将两种汁液混合拌匀即可。

### ◆ 双米银耳粥

**主　料：**大米、小米各 30 克，水发银耳 20 克。

**做　法：**

1. 大米和小米分别淘洗干净备用。

2. 水发银耳去蒂，择洗干净，撕成小朵。

3. 锅内放水，加入大米、小米，大火煮沸后，放入银耳，转中火慢慢煮约 15 分钟，至银耳将溶之时关火即可。

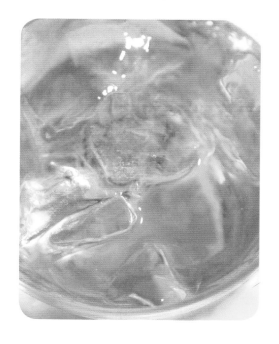

# 第三节 水果类

## 梨

### 加速尿酸排出

别　　名 雪梨、香水梨、青梨。

性味归经 性凉，味甘、微酸；归肺、胃经。

建议食用量 每天 1 ～ 2 个（200 ～ 300克）。

### 营养成分

蛋白质、脂肪、维生素 $B_1$、维生素 $B_2$、维生素 C、钙、磷、铁、胡萝卜素、葡萄糖、果糖、蔗糖、有机酸、配糖体、酸鞣等。

### 缓解痛风原理

梨含有丰富的 B 族维生素、维生素 C 和果胶，能保护心脏、减轻疲劳，增强心肌活力，保护心血管，降低血压，还能促进尿酸排泄，适合痛风患者食用，能有效预防心脑血管并发症。

### 黄金搭配

雪梨 + 冰糖

冰糖有补中益气、和胃润肺的功效。冰糖炖雪梨养阴生津、润肺止咳，对肺燥、肺虚、风寒劳累所致的咳喘有很好的辅助治疗作用。

### 食用功效

梨中含有丰富的维生素和矿物质。梨鲜嫩多汁，86% 都是水分，能促进食欲、祛痰止咳，对咽喉有养护作用。

梨性凉并能清热镇静，能改善头晕目眩等症状。梨中的果胶含量很高，有助于消化、通利大便。

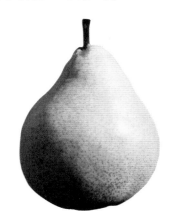

### 食用宜忌

梨性寒凉，一次不要吃得过多。脾胃虚弱的人不宜吃生梨，可把梨切块煮水食用。

梨可清喉降火，播音、歌唱人员和教师经常食用煮好的熟梨，能增加口中的津液，起到保养嗓子的作用。

### 经典论述

《本草通玄》："生者清六腑之热，熟者滋五脏之阴。"

**营养食谱**
‖‖‖‖‖‖‖‖‖‖‖‖‖‖‖‖‖‖‖‖

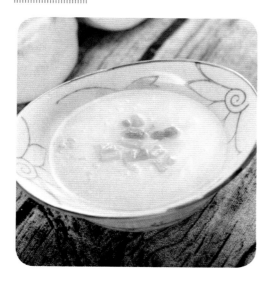

◆ **雪梨汁**

主　料：雪梨 2 个。

调　料：冰糖适量。

做　法：

1. 雪梨洗净，去皮去核切成小块。

2. 放入榨汁机，加适量白开水及冰糖，榨成汁即可。

◆ **梨汁糯米粥**

主　料：雪梨 2 个，糯米 100 克。

调　料：冰糖适量。

做　法：

1. 将雪梨去核捣碎，然后去渣留汁。

2. 把洗净的糯米和冰糖放进雪梨汁中同煮成粥即可。

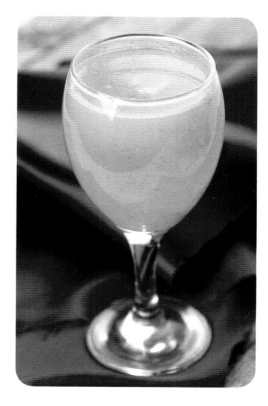

# 苹果

### ◆—3—► 促进尿酸排泄

| | |
|---|---|
| 别　　名 | 滔婆、柰、柰子、平波。 |
| 性味归经 | 性平，味甘、酸；归脾、肺经。 |
| 建议食用量 | 每天 1～2 个（200～300 克）。 |

## 营养成分

糖类、有机酸、果胶、蛋白质、钙、磷、钾、铁、维生素 A、维生素 B、维生素 C、膳食纤维、苹果酸、胡萝卜素。

## 缓解痛风原理

苹果所含的苹果酸可以缓解痛风苹果的酸性成分具有杀菌功效，有助排除关节、血管及器官的毒素。经常食用苹果，有助于调节血压、通血管、降胆固醇，对关节炎及痛风等还有一定的辅助治疗作用。

## 黄金搭配

苹果 + 鱼肉

苹果中富含果胶，有止泻的作用，与清淡的鱼肉搭配，营养丰富，美味可口。

苹果 + 洋葱

苹果和洋葱都含有黄酮类天然抗氧化剂，同食可保护心脏。

## 食用功效

在空气污染的环境中，多吃苹果可改善呼吸系统和肺的功能，保护肺部免受污染和烟尘的影响；苹果中含的多酚及黄酮类天然化学抗氧化物质，可以减少患癌的危险；苹果特有的香味可以缓解压力过大造成的不良情绪，还有提神醒脑的功效；苹果中富含粗纤维，可促进肠胃蠕动，协助人体顺利排出废物，减少有害物质对皮肤的危害；苹果中含有大量的镁、硫、铁、铜、碘、锰、锌等矿物质，可使皮肤细腻、润滑、红润有光泽。

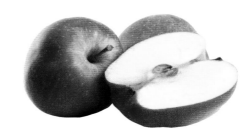

## 食用宜忌

吃苹果时最好细嚼慢咽，这样有利于消化和吸收。食欲不好者不要饭前或饭后马上吃水果，以免影响正常的进食及消化。

## 选购存储

苹果以个大适中、果皮光洁、颜色艳丽、软硬适中、果皮无虫眼和损伤、肉质细密、酸甜适度、气味芳香者为佳。

苹果应在低温保湿环境下保存，可包在塑料袋里放在冰箱中冷藏保存。切开或削皮的苹果可以在冷开水或柠檬汁中短时间存放，以防止氧化变褐。

营养食谱

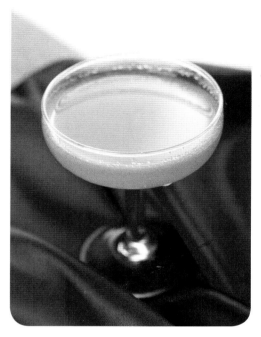

◆ 苹果香蕉沙拉

**主　料：** 苹果 150 克。

**辅　料：** 香蕉 100 克，柠檬半个。

**调　料：** 沙拉酱 50 克，盐 2 克，酸奶 1 盒。

**做　法：**

1. 将苹果洗净去皮切成滚刀块。

2. 香蕉去皮切成滚刀块。

3. 沙拉酱加盐、酸奶、柠檬汁拌匀放入苹果、香蕉拌匀即可。

◆ 苹果汁

**主　料：** 苹果 2 个。

**做　法：**

1. 苹果洗净、去皮、去核，切成小块。

2. 放入榨汁机，搅打成汁，煮沸即可。

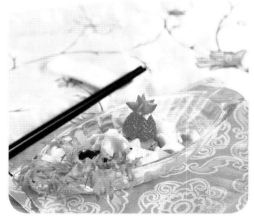

小贴士

苹果要用淡盐水浸泡，否则去皮后容易变黑。

# 香蕉

### 平衡人体酸碱度

别　　　名　蕉子、蕉果、甘蕉。

性味归经　性寒，味甘；归肺、大肠经。

建议食用量　每天 1～2 个。

## 营养成分

碳水化合物、蛋白质、粗纤维，及磷、钙、镁、锰、锌、铜、铁等。

## 缓解痛风原理

香蕉富含钾，有助于减少尿酸结晶沉淀在关节中，帮助人体排泄尿酸，还能够改善并且调整钾钠比，能够有效地降低人体对钠盐的吸收，而且对心肌细胞有较好的保护功效。

## 黄金搭配

香蕉 + 百合 + 银耳

香蕉与百合、银耳搭配，可做肺部调养食谱。

香蕉 + 李子

香蕉配李子汁，有活血生津、清热、润肠通便之功效，适于肝硬化伴便秘者食用。

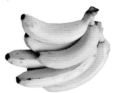

## 食用功效

香蕉含有大量糖类物质及其他营养成分，可充饥、补充营养及热量；香蕉性寒能清肠热，味甘能润肠通便，可治疗热病烦渴等症；香蕉能缓和胃酸的刺激，保护胃黏膜；香蕉属于高钾食品，钾离子可强化肌力及肌耐力，因此特别受运动员的喜爱，同时钾对人体的钠具有抑制作用，多吃香蕉，可降低血压，预防高血压和心血管疾病；香蕉果肉甲醇提取物对细菌、真菌有抑制作用，可消炎解毒。

## 食用宜忌

香蕉中有较多的镁元素，镁是影响心脏功能的敏感元素，对心血管产生抑制作用。空腹吃香蕉会使人体中的镁骤然升高从而对心血管产生抑制作用，不利于身体健康。

## 经典论述

1.《本草求原》："止渴润肺解酒，清脾滑肠，脾火盛者食之，反能止泻止痢。"

2.《本草纲目拾遗》："收麻风毒。两广等地湿热，人多染麻风，所属住处，人不敢处，必种香蕉木本结实于院中，一年后，其毒尽入树中乃敢居。"

3.《日用本草》："生食破血，合金疮，解酒毒；干者解肌热烦渴。"

**营养食谱**

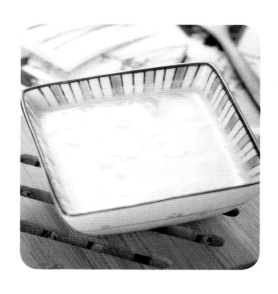

#### ◆ 香蕉马芬蛋糕

主　　料：香蕉 100 克。

辅　　料：面粉 50 克，鸡蛋 50 克，鲜奶 20 克。

调　　料：泡打粉 3 克，黄油 30 克，白糖 20 克。

做　　法：

1. 香蕉去皮打成泥备用。

2. 鸡蛋、鲜奶、黄油打的发起来，加白糖、泡打粉和面粉打匀与香蕉泥和均，放入烤箱杯中，入烤箱烤熟 10 分钟即可。

#### ◆ 牛奶香蕉糊

主　　料：香蕉 200 克。

调　　料：牛奶适量。

做　　法：

1. 将香蕉去皮之后捣碎。

2. 把香蕉糊放入锅内，加入牛奶混合均匀。

3. 锅置火上，边煮边搅拌，5 分钟后即可。

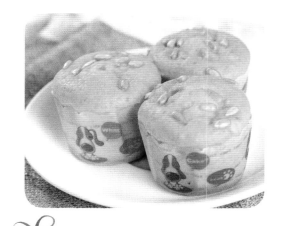

#### 小贴士

　　泡打粉不要放得过多，不要放得时间过长，否则面会发的太大，面糊成蜂窝状。

# 桃

## 防止尿酸沉积

| | |
|---|---|
| 别　　名 | 桃实、桃子。 |
| 性味归经 | 性温，味甘酸；归胃、大肠经。 |
| 建议食用量 | 每次1个（150～200克）。 |

## 营养成分

蛋白质、脂肪、碳水化合物、粗纤维、钙、磷、铁、胡萝卜素、维生素$B_1$以及有机酸（主要是苹果酸和柠檬酸）、糖分（主要是葡萄糖、果糖、蔗糖、木糖）和挥发油。

## 缓解痛风原理

桃子，性味平和、含有多种维生素和果酸以及钙、磷等无机盐。桃含钾多，含钠少，适合痛风患者食用。它的铁含量为苹果和梨的4～6倍，还是缺铁性贫血患者的理想辅助食物。

## 黄金搭配

桃＋牛奶

桃与牛奶相宜，二者搭配营养丰富，清凉解渴。

桃＋莴笋

桃与莴笋相宜，味道鲜美，营养丰富。

## 食用功效

桃有补益气血、养阴生津的作用，可用于大病之后气血亏虚、面黄肌瘦、心悸气短者；桃仁有活血化瘀、润肠通便的作用，可用于闭经、跌打损伤等辅助治疗；桃仁提取物有抗凝血作用，并能抑制咳嗽中枢而止咳，同时能使血压下降，可用于高血压患者的辅助治疗。

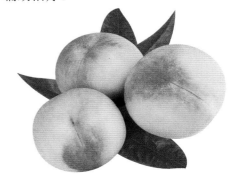

## 食用宜忌

不要吃没有完全成熟的桃子，以免引起腹胀或腹泻。吃桃一旦出现过敏，应立即停止食用。桃肉颜色深者，营养成分比颜色浅者高。成熟后的桃含糖分较多，不适合糖尿病患者食用。

## 经典论述

1.《食经》："养肝气。"

2.《滇南本草》："通月经，润大肠，消心下积。"

3.《随息居饮食谱》："补心活血，生津涤热。"

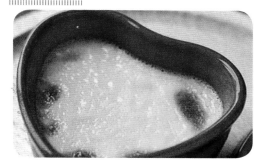

营养食谱

◆ 法式鲜桃布丁

**主 料:**鲜桃 2 个,低筋面粉 50 克,牛奶 250 毫升。

**辅 料:**鲜奶油 50 毫升,鸡蛋 3 个,白砂糖 100 克,柠檬汁 30 毫升。

**做 法:**

1. 将牛奶加白砂糖以小火煮至糖溶化时关火,然后加上鲜奶油和柠檬汁拌匀备用。

2. 鸡蛋打散和 1 料拌匀(牛奶蛋糊)。其余的奶油以小火煮融,面粉过筛后备用。

3. 先倒 1/3 量的牛奶蛋糊和面粉搅成面糊,再加入奶油拌匀。最后将剩余的牛奶蛋糊慢慢倒入稀释成很稀薄的面糊里,再倒入已抹油的烤模中。

4. 桃切成薄片,排在面糊上,送入以 170 ℃ 预热的烤箱,烤 30 ～ 40 分钟。烤好后,可在表面薄撒一层白砂糖增加美观。

◆ 黄桃雪梨布丁

**主 料:**黄桃、雪梨各 1 个。

**调 料:**白糖、琼脂各适量。

**做 法:**

1. 黄桃、雪梨分别去皮、去核,洗净,切块。

2. 锅内倒入清水、水果、白糖和琼脂大火熬煮 5 分钟,倒入布丁模中待冷却即可。

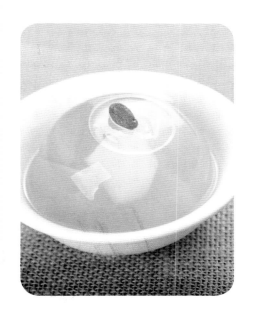

# 柠檬

## ·———·增强人体造血功能

| | |
|---|---|
| 别　　　名 | 柠果、黎檬、洋柠檬。 |
| 性味归经 | 性凉，味酸；归肝、胃经。 |
| 建议食用量 | 每次 100～200 克。 |

### 营养成分

维生素 C、糖类、钙、磷、铁、维生素 $B_1$、维生素 $B_2$、烟酸、奎宁酸、柠檬酸、苹果酸、橙皮苷、柚皮苷、香豆精、高量钾元素和低量钠元素等。

### 缓解痛风原理

柠檬中丰富的维生素 C、钾、钙等营养物质，可增强人体造血功能，对防治痛风有良好的辅助效果。柠檬中丰富的柠檬酸有收缩、增固毛细血管，降低通透性，提高凝血功能及血小板数量的作用，可缩短凝血时间和出血时间。

### 经典论述

1. 《本草纲目》中记载柠檬具有生津、止渴、祛暑等功能。柠檬果汁，性味苦、温、无毒。

2. 《陆川本草》说柠檬果实、皮汁等具有疏滞、健胃、止痛、治瘀滞、腹痛、不思饮食等效能。

### 食用功效

柠檬含有丰富的有机酸，柠檬汁有很强的杀菌作用，对保持食品卫生很有好处。柠檬富有香气，能祛除肉类、水产的腥膻之气，并能使肉质更加细嫩，柠檬还能促进胃中蛋白分解酶的分泌，增加胃肠蠕动。

柠檬汁中含有大量柠檬酸盐，能够抑制钙盐结晶，从而阻止肾结石形成，甚至已成为结石也可被溶解掉，所以食用柠檬能防治肾结石，使部分慢性肾结石患者的结石减少、变小。

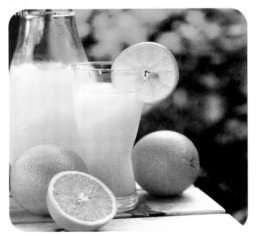

### 食用宜忌

宜食：暑热口干烦渴、消化不良、胃呆呃逆者、维生素 C 缺乏者食用；孕妇胎动不安时食用。

忌食：柠檬味极酸，易伤筋损齿，不宜食过多。牙痛、糖尿病、胃及十二指肠溃疡、胃酸过多患者忌用。

营养食谱

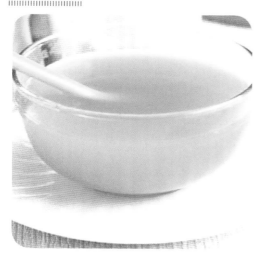

### ◆ 橘子柠檬酸奶

主　料：浓缩的柠檬汁、酸奶各 200 毫升，新鲜橘子 1 个。

调　料：白糖适量。

做　法：

1. 橘子洗净，剥皮，分成瓣。

2. 柠檬汁用搅拌机搅拌 1 分钟，然后加入酸奶，再搅拌 10 秒钟，倒入碗中。

3. 放入新鲜橘子瓣，加白糖即可。

### ◆ 芹菜柠檬汁

主　料：芹菜（连叶）30 克，柠檬半个，苹果 1 个。

调　料：精盐、冰片各少许。

做　法：

1. 选用新鲜的芹菜，洗净后切段。

2. 将去皮的柠檬、苹果、切段的芹菜全部放进压榨器中榨汁备用。

3. 在榨取的汁中加入少许精盐与冰片，调匀后即可饮用。

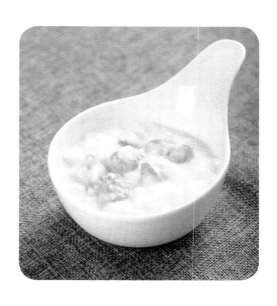

# 金橘

## 降低患痛风的概率

别　　名　洋奶橘、牛奶橘、金枣、金弹、金丹、金柑。

性味归经　性温，味辛、甘、酸；归肝、肺、脾、胃经。

建议食用量　每次30～50克。

## 营养成分

维生素A、维生素C、维生素P、金橘苷等。

## 缓解痛风原理

金橘含维生素P，是维护血管健康的重要营养素，能强化微血管弹性，可作痛风合并高血压、血管硬化、心脏疾病之辅助调养食物。

## 黄金搭配

金橘 + 姜

金橘拍破，同生姜用沸水浸泡后饮用。有宣肺解表的功效。

金橘 + 白萝卜

两者洗净，共同榨汁口服。有下气化痰止咳的功效。

金橘 + 麦芽 + 山楂 + 白糖

金橘洗净，用刀割破，与麦芽、山楂一同入砂锅，加适量清水，大火煮沸，小火熬煮30分钟，调入白糖即成，饮汤吃金橘。有理气消积、健脾和胃的功效。

## 食用功效

金橘果实含丰富的胡萝卜素，可预防色素沉淀、增进皮肤光泽与弹性、减缓衰老、避免肌肤松弛生皱；还可预防血管病变及癌变；也能理气止咳、健胃、化痰、预防哮喘及支气管炎。

金橘80%的维生素C都存于果皮中，果皮对肝脏之解毒功能、眼睛的养护、免疫系统之保健皆颇具功效。

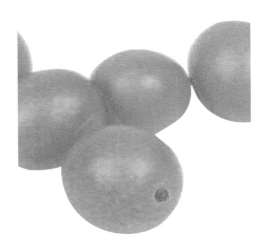

## 食用宝典

金橘的特点是果皮和果肉一起食用，金橘的果皮比果肉甜，咀嚼后，顿觉喉间津润、满口生香。金橘除鲜食外，也可泡茶饮用。还能加工成白糖金橘饼、甘草金橘饼、果酱、橘皮酒、金橘汁等。果皮还可提取芳香油。

**营养食谱**

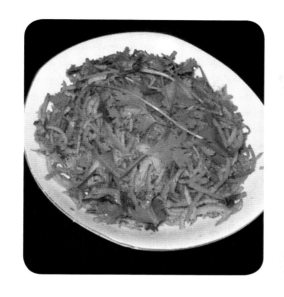

### ◆ 金橘甜绿茶

主　料：金橘 50 克，枸杞子 10 克，绿茶 1 小包。

辅　料：冰糖 1 小匙。

做　法：

1. 枸杞子洗净，用水泡软。金橘洗净。将两者一起放入果汁机中，加入冷开水 500 毫升，打成泥。

2. 再倒入锅中，用小火煮滚，放入冰糖，煮至溶化后熄火。

3. 在杯中放入绿茶茶包，冲入做法 2 的汤汁，约 3 分钟后，取出茶包，搅拌均匀，即可饮用。

### ◆ 凉拌橘皮丝

主　料：2 ～ 3 个鲜橘的皮。

调　料：白糖 2 勺。

做　法：

1. 鲜橘皮切细丝，放入碗内，入屉略蒸 10 分钟左右。

2. 取出放凉，拌入 2 勺白糖即成。

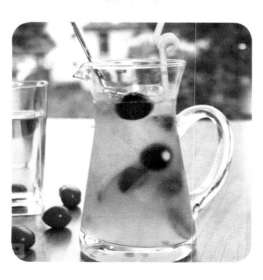

# 西瓜

## ·······3·**降低尿酸含量**

| | |
|---|---|
| **别　名** | 寒瓜、夏瓜、水瓜。 |
| **性味归经** | 性寒，味甘；归心、胃、膀胱经。 |
| **建议食用量** | 每天 200 克左右。 |

## 营养成分

蛋白质、葡萄糖、蔗糖、果糖、苹果酸、瓜氨酸、谷氨酸、精氨酸、磷酸、内氨酸、丙酸、乙二醇、甜菜碱、腺嘌呤、蔗糖、萝卜素、胡萝卜素、番茄烃、六氢番茄烃、维生素 A、维生素 B、维生素 C、挥发性成分中含多种醛类。

## 缓解痛风原理

西瓜不但是碱性食品，还具有利尿作用，对痛风患者很有利。西瓜含有一种叫 L-瓜氨酸的氨基酸，在人体酶的作用下，生成对血液循环系统有益的精氨酸，能促进生成一氧化氮，而一氧化氮是抗氧化剂，可清除血液中的自由基，有助于保持血管内皮细胞完整，促进血管舒张，从而降低血压和胆固醇水平，减轻动脉粥样硬化。

## 黄金搭配

西瓜皮 + 红小豆

西瓜皮与红小豆煎汤当茶饮用，具有利水消肿的功效。

## 食用功效

西瓜可清热解暑，除烦止渴；西瓜中含有大量的水分，在急性热病发烧、口渴汗多、烦躁时，吃上一块又甜又沙、水分十足的西瓜，症状会显著改善；西瓜所含的糖和盐能利尿；所含的蛋白酶能把不溶性蛋白质转化为可溶的蛋白质，增加肾炎患者的营养；吃西瓜后尿量会明显增加，这可以减少胆色素的含量，并可使大便通畅，对治疗黄疸有一定作用；新鲜的西瓜汁和鲜嫩的瓜皮可增加皮肤弹性，减少皱纹，增添皮肤光泽。

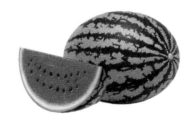

## 食用宝典

西瓜皮，味甘性凉，入脾、胃经。《随息居饮食谱》载其可"凉惊涤暑"。其清热解暑之力不及西瓜果肉，利尿通淋之功则较优。

## 经典论述

1.《食物本草》："疗喉痹。"

2.《本经逢原》："西瓜，能引心包之热，从小肠、膀胱下泄。能解太阳、阳明中渴及热病大渴。故有天生白虎汤之称。"

营养食谱

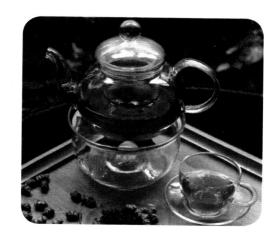

### ◆ 西瓜汁

**主　料**：西瓜 200 克。

**辅　料**：柠檬 1/2 个，蜂蜜、冰块各适量。

**做　法**：西瓜切皮去籽后切成小块，柠檬也去皮切成小块与蜂蜜和冰块一起打成西瓜汁即可。

**功　效**：清热解暑、利水消肿。

### ◆ 西瓜荷斛茶

**主　料**：西瓜肉 100 克，荷叶、石斛各 5 克，绿茶 3 克。

**调　料**：蜂蜜适量。

**做　法**：

1. 将西瓜肉、荷叶、石斛洗净，放入锅中，用水煎煮，去渣取汁。

2. 用药汁冲泡绿茶后，加入蜂蜜，即可饮用。

3. 每日 1 剂。不拘时，代茶饮。

**功　效**：清热解暑、除烦止渴。

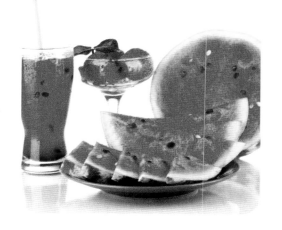

# 哈密瓜

## 改善痛风症状

别　　　名 犀皮甜瓜、甘瓜。

性味归经 性寒，味甘；归心、胃经。

建议食用量 每天 100 ～ 150 克。

### 营养成分

糖分、纤维素、苹果酸、果胶、维生素 A、维生素 B、维生素 C、烟酸以及钙、磷、铁等元素。

### 缓解痛风原理

哈密瓜营养丰富，含有蛋白质、膳食纤维及钾等多种营养成分，而且嘌呤含量极低，有助于尿酸排出，还能够保持正常的心率或血压，可以有效地预防痛风并发冠心病。

### 黄金搭配

桃 + 哈密瓜

二者同食，所含的铁与维生素 C 作用，可促进人体吸收铁，能预防贫血。

百合 + 哈密瓜

哈密瓜对胃病、高胆固醇症有好处，百合则可润肺止咳、清心安神、养阴益气。二者同食效果更佳。

胡萝卜 + 哈密瓜

哈密瓜与胡萝卜搭配，口味清新。有生津止渴、美容养颜的功效。

### 食用功效

中医认为，甜瓜类的果品性质偏寒，具有疗饥、利便、益气、清肺热、止咳的功效。适宜于肾病、胃病、咳嗽痰喘、贫血和便秘患者。

哈密瓜不仅是夏天消暑的水果，还能够有效保护皮肤。哈密瓜中含有丰富的抗氧化剂，能够有效增强细胞抗晒的能力，减少皮肤黑色素的形成。

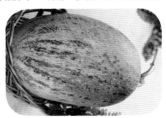

### 食用宜忌

宜食：胃积热、口舌生疮、尿路感染、暑热、烦渴、高热伤津患者。

忌食：脾胃虚寒、大便溏泻、糖尿病患者。

### 生活实用小窍门

选购时先看瓜皮上面有没有疤痕，疤痕越老的越甜，最好就是那个疤痕已经裂开，虽然看上去难看，但是这种哈密瓜的甜度高，口感好。卖相好、无疤痕的哈密瓜往往是生的；瓜的纹路越多且都展开，就越好吃；颜色呈现金黄色的为好；手感摸上去不要软软的，太软了就是熟得快烂了。

营养食谱

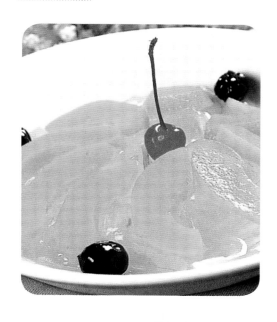

### ◆ 冰拌哈密瓜

主　料：哈密瓜 300 克，李子 200 克。

辅　料：冰块 100 克。

做　法：

1. 李子洗净切块；哈密瓜洗净，用三角尖刀取蒂头做盅，去籽，取出果肉切块。

2. 将二者与冰块混合，搅打成冰沙，装入哈密瓜盅中即成。

### ◆ 菠萝哈密瓜汁

主　料：菠萝半个，哈密瓜 1 个。

调　料：蜂蜜 1 小匙。

做　法：

1. 将菠萝洗净,削皮切块，去掉硬心；哈密瓜削皮去子，切块。

2. 将二者一起放入容器中加入蜂蜜搅拌均匀装盘即可。

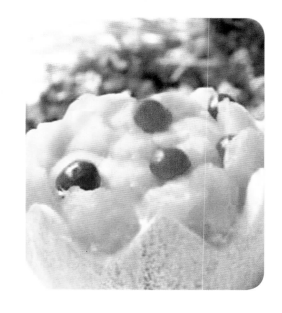

# 橙子

## 降血脂，防痛风

别　　　名 金球、香橙、黄橙。

性味归经 性微凉，味甘、酸；归肺、脾、胃、肝经。

建议食用量 每天 1 ～ 2 个。

## 营养成分

橙皮苷、柠檬酸、苹果酸、琥珀酸、糖类、果胶、维生素、挥发油、牻牛儿醛、柠檬烯等。

## 缓解痛风原理

橙子中维生素C、胡萝卜素以及钾的含量丰富，能软化和保护血管，降低胆固醇和血脂，促进尿酸的溶解和排泄，从而改善血液循环，对防治痛风并发高血压病、高脂血症有一定的辅助作用。

### 小贴士

未成熟的橙子含有较多的草酸、苯甲酸等，在体内不易被氧化，反而容易与食物中所含的蛋白质结合，生成不易消化的沉淀物。因此，不要食用未成熟的橙子。

## 食用功效

研究显示，每天喝 3 杯橙汁可以增加体内高密度脂蛋白（HD1）的含量，从而降低患心脏病的可能，橙汁内含有特定的化学成分类黄酮，可以促进 HD1 增加，并运送低密度脂蛋白（1D1）到体外；经常食用橙子对预防胆囊疾病有效；橙子发出的气味有利于缓解人们的心理压力。

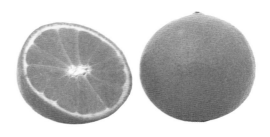

## 食用宜忌

宜食：胆囊炎、高血压、高血脂、癌症、胆结石患者。

忌食：胃酸过多者。

## 经典论述

1.《食性本草》："行风气，疗瘿气，发瘰疬，杀鱼虫（'虫'一作'蟹'）毒。"

2.《开宝本草》："瓤，去恶心，洗去酸汁，细切和盐蜜煎成，食之，去胃中浮风。"

3.《玉楸药解》："宽胸利气，解酒。"

4.《纲目拾遗》："橙饼：消顽痰，降气，和中，开胃；宽膈，健脾，解鱼、蟹毒，醒酒。"

营养食谱

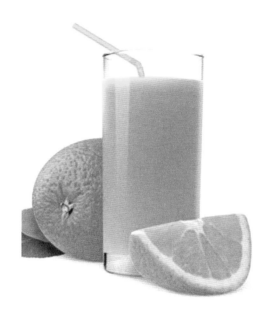

### ◆ 鲜橙红枣银耳汤

**主　料**：橙子 200 克，红枣 50 克，银耳 100 克，枸杞子 5 克，马蹄 20 克。

**调　料**：水 300 克，冰糖 20 克，蜂蜜 15 克。

**做　法：**

1. 鲜橙切成小粒，马蹄切成小粒备用。

2. 银耳泡软焯水，放容器中加清水 1000 克、红枣、枸杞子、马蹄粒、冰糖熬制 20 分钟至银耳软烂即可装入碗中，鲜橙粒撒在银耳上即可。

### ◆ 橙子胡萝卜汁

**主　料**：橙子 2 个，胡萝卜 3 个。

**做　法：**

1. 将橙子去皮，胡萝卜擦洗干净。

2. 将二者切成小块，放入榨汁机中，榨汁后立即饮用。如果觉得汁太甜，可以加入一些薄荷叶。

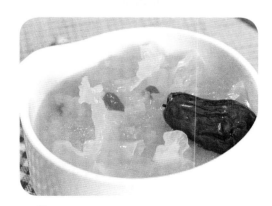

小 贴 士

　　橙子放保鲜柜中 1 个小时再切成块口感会更好。

# 木瓜

## ◆─◆─◆ 有助于排出尿酸

别　　　名 乳瓜、木梨、文冠果。

性味归经 性平、微寒，味甘；归肝、脾经。

建议食用量 每次 1/4 个左右。

## 营养成分

氨基酸、木瓜蛋白酶、番木瓜碱、维生素 C、苹果酸、枸橼酸、皂苷等。

## 缓解痛风原理

木瓜素有"百益果王"之称，对于人身体的保健具有良好的作用。它的活性成分主要是番木瓜碱，番木瓜碱能够起到解痉祛风、降低嘌呤吸收的作用，木瓜也是痛风排酸胶囊的主要成分，因此，痛风病患者，单纯的食用木瓜来治疗痛风也是一个不错的选择。成人多吃木瓜可维持正常视力。食用过多肉食后，可以适当吃点木瓜，帮助肉食分解、减少胃肠负担。

## 食用宜忌

过敏体质的人忌食。

## 食用功效

木瓜中含有丰富的胡萝卜素，在体内可转化为维生素 A，具有维持正常视力、保持皮肤和黏膜健康的功效；木瓜中的木瓜蛋白酶，能消化蛋白质，有利于人体对食物进行消化和吸收，故有健脾消食之功效；木瓜中的凝乳酶有通乳作用；木瓜果肉中含有的番木瓜碱具有抗菌、抗肿瘤的功效，还可缓解痉挛疼痛，对腓肠肌痉挛有明显的治疗作用。

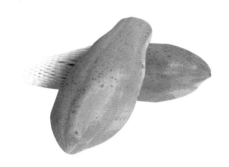

## 经典论述

1.《本草正》："木瓜，用此者用其酸敛，酸能走筋，敛能固脱，得木味之正，故尤专入肝益筋走血。"

2.《本草新编》："木瓜，但可臣、佐、使，而不可以为君，乃入肝益筋之品，养血卫脚之味，最宜与参、术同施，归、熟（地）并用。"

3.《得配本草》："血为热迫，筋转而痛，气为湿滞，筋缓而软，木瓜凉血收脱，故可并治。"

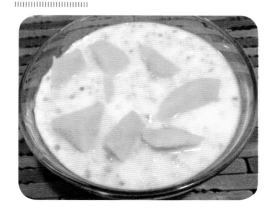

### ◆ 杜果木瓜燕麦粥

**主　料：**牛奶 250 毫升，燕麦片 100 克，杜果、木瓜各 1 个。

**配　料：**蜜枣、核桃仁若干。

1. 木瓜去瓢，切块；杜果剥皮，去核，切块；蜜枣和核桃仁切碎。

2. 在牛奶中加入燕麦片，倒入锅中，中火煮开，小火继续煮 5 分钟左右。

3. 锅中加入杜果块、木瓜块，煮 2 分钟关火。盛出并放进冰箱冷藏。待其冰凉后，在上面撒上切好的蜜枣和核桃仁即可食用。

### ◆ 木瓜泥

**主　料：**木瓜 1 个，牛奶适量。

**做　法：**

1. 木瓜洗净，去皮、去籽，上锅蒸 7～8 分钟，至筷子可轻松插入时，即可离火。

2. 用勺背将蒸好的木瓜压成泥，拌入牛奶即可。

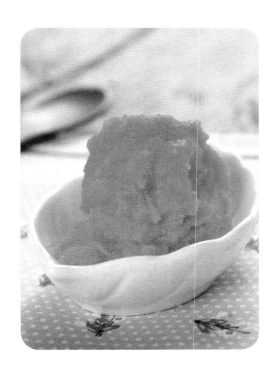

# 菠萝

## 改善水肿症状

**别　　名** 番梨、露兜子、凤梨。

**性味归经** 性平，味甘、微酸；归胃、肾经。

**建议食用量** 每次 100～200 克。

### 营养成分

糖类、蛋白水解酶、有机酸与维生素 C、蛋白质、脂肪、膳食纤维素、多种矿物质（钙、磷、铁）、维生素（维生素 A、维生素 $B_1$、维生素 $B_2$、维生素 PP）等。

### 缓解痛风原理

菠萝中含有一种叫菠萝蛋白酶的物质，它能分解蛋白质，还有溶解阻塞于组织中的纤维蛋白和血凝块的作用，能改善局部的血液循环，消除炎症和水肿，因此食用菠萝能改善痛风的病症。

### 黄金搭配

菠萝 + 茅根

菠萝和茅根搭配可以清热利尿、止血。

菠萝 + 肉类

将菠萝和肉类食品搭配起来食用，不仅味道更加丰富，还能帮助燃烧脂肪。

### 食用功效

菠萝具有健胃消食、补脾止泻、清胃解渴等功效；菠萝中含的糖、盐类和酶有利尿作用，适当食用对肾炎、高血压病患者有益。

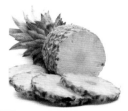

### 食用宜忌

由于菠萝中含具有刺激作用的苷类物质，因此应将果皮和果刺修净，将果肉切成块状，在淡盐水或糖水中浸渍，浸出苷类，然后再吃。

在食肉类或油腻食物后，吃些菠萝对身体大有好处。但忌食用过量，否则易刺激口腔黏膜降低味觉。对菠萝蛋白酶过敏者，会出现皮肤发痒等症状，若食用后出现头晕、呕吐、腹泻、全身发痒、皮肤泛红等明显过敏现象，应尽快就医。

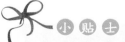

小贴士

优质菠萝的果实呈圆柱形或两头稍尖的卵圆形，大小均匀适中，果形端正，芽根数量少。成熟度好的菠萝表皮呈淡黄色或亮黄色，两端略带青绿色，上顶的冠芽呈青褐色。

**营养食谱**

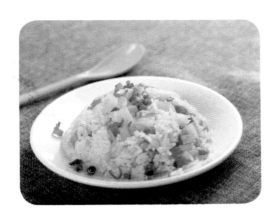

◆ 田园菠萝炒饭

主　料：米饭 200 克，菠萝 100 克，玉米粒、青豆、胡萝卜、虾仁各适量。

调　料：植物油、盐各适量。

做　法：

1. 菠萝洗净，对半切开。把中间的菠萝肉挖出，切成丁；青豆洗净，胡萝卜洗净切丁。

2. 锅内加植物油，倒入虾仁翻炒，之后加入菠萝丁、玉米粒、青豆、胡萝卜丁，炒八成熟的时候倒入米饭翻炒，最后加入适量盐调味即可。

◆ 鲜菊花菠萝炒虾球

主　料：大虾仁 200 克，菠萝 100 克，芦笋 30 克，鲜菊花 1 朵。

辅　料：葱 5 克，姜 3 克，植物油 200 克。

调　料：番茄酱 15 克，白糖 25 克，盐 2 克，淀粉 15 克。

做　法：

1. 大虾仁去虾线腌制入味拉油备用。

2. 菠萝去皮切成滚刀块浸泡在淡盐水中备用。

3. 锅内放少许油，爆香葱姜，下番茄酱炒出红油，放入虾球菠萝加盐、白糖翻炒均匀，勾少许芡撒上鲜菊花瓣即可。

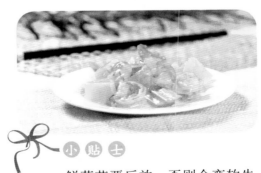

小贴士

　　鲜菊花要后放，否则会变软失去香气。

# 荸荠

## 清热解毒促代谢

别　　名　马蹄、南荠、乌芋、马荠、
地粟、尾梨。

性味归经　味甘，性寒；归肺、胃经。

建议食用量　每天100克。

## 营养成分

淀粉、蛋白质、粗脂肪、钙、磷、铁、维生素A、维生素B₁、维生素B₂、维生素C等，还含有抗癌、降低血压的有效成分——荸荠英。

## 缓解痛风原理

荸荠中含有蛋白质、维生素C、胡萝卜素，还有钙、磷、铁、钾等元素，能为痛风患者提供丰富的营养，其中含有糖类和钾元素能促进尿酸盐的代谢，并且马蹄嘌呤含量极低，痛风患者常食用有助于缓解症状。

## 食用宜忌

宜食：儿童、发烧患者，咳嗽多痰、咽干喉痛、消化不良、大小便不利、癌症患者等；对于高血压、便秘、糖尿病尿多者、小便淋漓涩通者、尿路感染患者均有一定功效，而且还可预防流脑及流感的传播。

忌食：小儿消化力弱、脾胃虚寒、有血瘀者。

## 食疗功效

荸荠中含的磷是根茎类蔬菜中较高的，能促进人体生长发育和维持生理功能的需要，对牙齿骨骼的发育有很大好处，同时可促进体内的糖、脂肪、蛋白质三大物质的代谢，调节酸碱平衡。

对荸荠的研究中发现一种"荸荠英"，这种物质对黄金色葡萄球菌、大肠杆菌、产气杆菌及绿脓杆菌均有一定的抑制作用，对降低血压也有一定效果。荸荠质嫩多津，可治疗热病津伤口渴之症，对糖尿病尿多者，有一定的辅助治疗作用。

荸荠水煎汤汁能利尿排淋，对于小便淋漓涩通者有一定治疗作用，可作为尿路感染患者的食疗佳品。

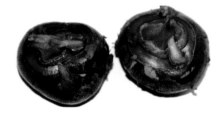

## 经典论述

1.《日用本草》："下五淋，泻胃热。"

2.《本草纲目》："主血痢、下血、血崩。"

## 食疗良方

通肠利便：荸荠500克，煮熟捣烂，加盐、姜、豆粉，挤成丸子，油炸后捞起。生粉勾芡成卤，浇在丸上，味鲜滑口，可消食开胃、利肠通便。

**营养食谱**

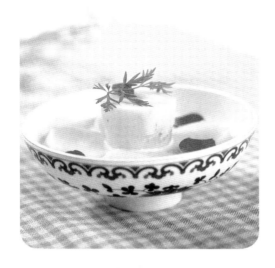

### ◆ 荸荠小丸子

**主　料：**荸荠 20 克，肉馅 50 克，鸡蛋 1 个。

**调　料：**淀粉、葱、姜、盐、香油、香菜各适量。

**做　法：**

1. 葱、姜切成末，肉馅、荸荠剁成末，一起入碗，磕入鸡蛋，加盐、香油、淀粉搅拌均匀。

2. 炒锅上旺火，加水煮沸，将肉泥挤成鸽蛋大小的丸子，煮熟，加盐、香菜末调味即可。

### ◆ 奶香荸荠

**主　料：**荸荠 200 克，牛奶 50 克。

**调　料：**蜂蜜 10 克。

**做　法：**

1. 将荸荠清洗去除表皮，放入锅中煮熟备用。

2. 将煮熟的荸荠加入牛奶、蜂蜜浸泡 30 分钟即可食用。

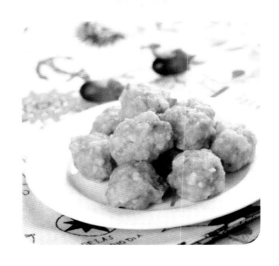

# 第三章

妙药奇方——寓药于食

病自消

# 白茅根

## •─❀•清热利尿排尿酸盐

别　　名 丝茅草、茅草、白茅草、茅草根、茅根、兰根、茹根、坚草根、甜草根、丝毛草根。

性味归经 味甘，性寒；归肺、胃、膀胱经。

用法用量 内服：煎汤，10～30克，鲜品30～60克；或捣汁。外用：适量，鲜品捣汁涂。

## 营养成分

淀粉、蔗糖、葡萄糖，少量果糖、木糖、柠檬酸、草酸、苹果酸、甘露醇、白头翁素、薏苡素、芦竹素、印白茅素等。

## 缓解痛风原理

白茅根有利尿作用，能够通过排尿代谢体内多余的尿酸盐，预防痛风石的形成。

## 注意事项

白茅根无毒，但临床应用中，偶见头晕、恶心、大便次数略增多等现象。脾胃虚寒、溲多不渴者、虚寒吐血者忌用。

## 功用疗效

凉血止血，清热利尿。用于血热吐血，衄血，尿血，热病烦渴，黄疸，水肿，热淋涩痛，急性肾炎水肿。

## 适用人群

患有出血症的人适用。血热所致的痤疮、银屑病等皮肤病的患者适用。感冒发烧、口渴伤津的人适用。小便不利的人适用。

## 养生药膳

### ◆ 白茅根粳米粥

配　方：白茅根50克，粳米100克，白糖30克。

做　法：鲜白茅根洗净，切段，放入砂锅中加水250毫升，将砂锅放火上用武火烧沸，再以文火煮20分钟，拣去白茅根，锅中加水烧开把洗净的粳米、药汁同煮成粥，最后放白糖即可。

功　效：清热生津、利尿消肿。

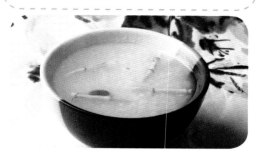

# 山药

## 补 "肺脾肾"

| | |
|---|---|
| 别　　名 | 薯蓣、山芋、薯药、大薯、山蓣。 |
| 性味归经 | 性平，味甘；归肺、脾、肾经。 |
| 用法用量 | 每餐100～250克。 |

## 营养成分

粗蛋白质、粗纤维、淀粉、糖、钾、磷、钙、镁、灰分、铁、锌、铜、锰等。

## 缓解痛风原理

山药是山中之药，食中之药，能健脾益肾。脾主四肢，肾主骨，一方面山药能够健脾渗湿以治疗四肢关节之肿痛；另一方面，山药能够固肾强骨以祛骨节痹痛。而且山药对于痛风并发糖尿病，痛风并发肾病者尤佳。

## 饮食宝典

山药烹调的时间不要过长，因为久煮容易使山药中所含的淀粉酶遭到破坏，降低其健脾、助消化的功效，还可能同时破坏其他不耐热或不宜久煮的营养成分，造成营养素的流失。

## 食用功效

山药含有淀粉酶、多酚氧化酶等物质，有利于脾胃对食物的消化吸收，是一味平补脾胃的药食两用之品，不论脾阳亏或胃阴虚，皆可食用。临床上常用于治疗脾胃虚弱、食少体倦、泄泻等病症。山药含有多种营养素，有强健身体、滋肾益精的作用；山药含有皂苷、黏液质，有润滑、滋润的作用，故可益肺气、养肺阴，治疗肺虚久咳之症。近年研究发现，山药还具有镇静作用。

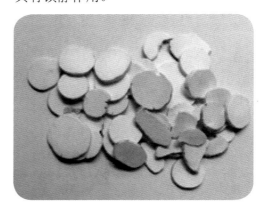

## 经典论述

1.《神农本草经》："味甘、温。主伤中补虚，除寒热邪气，补中益气力，长肌肉，久服耳目聪明。"

2.《食疗本草》："治头痛，助阴力。"

3.《日华子本草》："助五脏，强筋骨，长志安神，主泄精健忘。"

4.《本草纲目》："益肾气，健脾胃，止泻痢，化痰涎，润皮毛。"

**养生药膳**

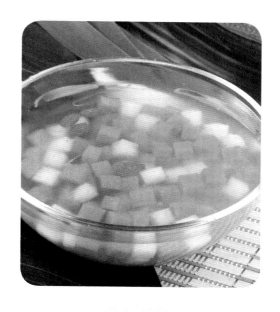

### ◆ 槐米山药粥

**配　方**：槐米 80 克，山药 150 克，枸杞子 3 克，冰糖适量。

**做　法：**

1. 槐米洗净，枸杞子洗净。

2. 山药去皮切小滚刀块。

3. 先将槐米倒入锅中加水烧开，转小火煮 30 分钟后加入山药、枸杞子，用小火慢熬至食物煮烂，加入冰糖即可。

### ◆ 怀山药南瓜羹

**配　方**：怀山药 50 克，南瓜 150 克，冰糖 50 克，糖桂花 15 克，枸杞子 6 克。

**做　法：**

1. 山药、南瓜切丁备用。

2. 锅中放水加冰糖、山药丁、南瓜丁、枸杞子煮至熟软，勾芡，放糖桂花搅匀即可。

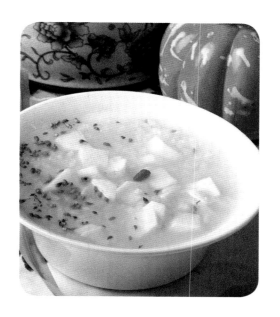

# 菊花

## 减少尿酸的生成

| | |
|---|---|
| 别　　　名 | 白菊花、甘菊花、黄甘菊、怀菊花、药菊、白茶菊、毫菊、杭菊、贡菊。 |
| 性味归经 | 味甘、苦，性微寒；归肺、肝经。 |
| 用法用量 | 内服：煎汤，10～15克；或入丸、散；或泡茶。外用：适量，煎水洗；或捣敷。 |

### 营养成分

菊苷、氨基酸、类黄酮、维生素$B_1$、龙脑、樟脑、菊油环酮、腺嘌呤、胆碱、水苏碱等。

### 缓解痛风原理

《本草经疏》言菊花，"专治风木，故为去风之要药"。菊花能降血压、降胆固醇，还可增强人体钙质，可用于痛风的并发症，如高血压、高脂血症、骨质疏松等。另外，菊花能够减少尿酸的生成，缓解痛风。

### 注意事项

菊花功力甚缓，久服才能见效。气虚胃寒、食少泄泻的人少用为宜。关节炎恶寒者忌用。

### 功用疗效

散风清热，平肝明目。用于风热感冒，头痛眩晕，目赤肿痛，眼目昏花。

### 适用人群

夏季头昏脑涨、口干烦渴的人适用。肝虚火旺、目赤肿痛、头晕目眩的人适用。冠心病、动脉硬化患者适用。

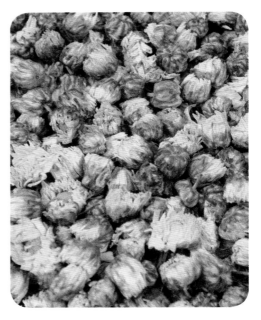

### 经典论述

1.《本草衍义补遗》："菊花，能补阴，须味甘者，若山野苦者勿用，大伤胃气。"

2.《本草纲目》："菊花，昔人谓其能除风热，益肝补阴。盖不知其尤多能益金、水二脏也，补水所以制火，益金所以平木，木平则风息，火降则热除，用治诸风头目，其旨深微。"

养生药膳

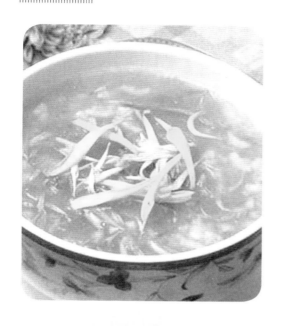

◆ 菊花银耳粥

**配　方**：菊花 30 克，银耳 50 克，糯米 100 克，白糖 10 克，清水适量。

**做　法**：菊花洗净入开水锅中放入糯米，小火煮 20 分钟，将银耳与菊花放入，煮粥至黏稠后放白糖搅匀即可。

**功　效**：疏风清热、解毒消肿。

◆ 决明子菊花粥

**配　方**：决明子 12 克，白菊花 9 克，粳米 100 克，冰糖少许。

**做　法**：

1. 决明子、白菊花共煎汤，去渣取汁。

2. 粳米淘洗干净，加入药汁一同煮粥，将熟时加少许冰糖即可。

**功　效**：清肝降火、平肝潜阳。

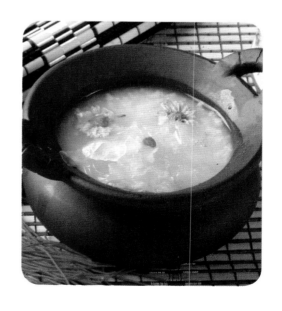

# 橘皮

## ➤ 促进尿酸排泄

| 别　　名 | 陈皮、贵老、黄橘皮、红皮、广橘皮、新会皮、柑皮、广陈皮。 |
| --- | --- |
| 性味归经 | 味苦、辛，性温；归肺、脾经。 |
| 用法用量 | 内服：煎汤，3～9克；或入丸、散。 |

## 营养成分

橙皮苷、胡萝卜素、隐黄素、维生素C、维生素$B_1$、果胶、柠檬烯等。

## 缓解痛风原理

陈皮是广东三宝之一，素有"千年人参，百年陈皮"之说。陈皮有理气健脾、燥湿化痰的功效，能够促进尿酸排泄，缓解痛风症状。此外，陈皮还能理气化积，可用于治疗高脂血症，对于痛风并发高脂血症者尤宜。

## 注意事项

陈皮不宜与半夏、南星同用；不宜与温热香燥之药同用。气虚体燥、阴虚燥咳、吐血及内有实热者慎服。

## 功用疗效

理气健脾，燥湿化痰。用于胸脘胀满，食少吐泻，咳嗽痰多。

## 适用人群

脾胃气滞、脘腹胀满、消化不良、食欲不振、咳嗽多痰之人适用。高血压、心肌梗死、脂肪肝、急性乳腺炎患者适用。

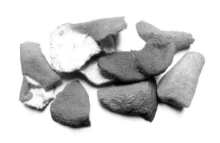

## 经典论述

1.《医学启源》："橘皮能益气，加青皮减半，去滞气，推陈致新。若补脾胃，不去白，若理胸中滞气，去包。《主治秘要》云，苦辛益气，利肺，有甘草则补肺，无则泻肺。"

2.《日用本草》："橘皮，能散能泻，能温能补，能消膈气，化痰涎，和脾止嗽，通五淋。中酒呕吐恶心，煎饮之效。"

**养生药膳**

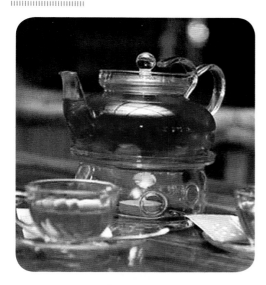

### ◆ 橘皮竹茹茶

**配　方**：陈皮、竹茹各 12 克，甘草 6 克，人参 5 克，大枣 5 枚，生姜 4 片。

**做　法**：

1. 将陈皮、甘草、竹茹、人参研成粗末，备用。

2. 用纱布包好研磨好的药末，加材料后用沸水冲泡 15 分钟即可。

3. 每日 1 剂，分 3～4 次饮用。

**功　效**：清热和胃、益气降逆。

### ◆ 橘皮粳米粥

**配　方**：橘皮 15 克，粳米 100 克，冰糖 30 克。

**做　法**：

1. 橘皮洗净切块，置锅中加水适量，大火烧开再用文火煮半小时，滤去药渣留汁备用。

2. 把粳米洗净放入锅中加药汁水适量烧开，再用文火把粥煮熟，放冰糖搅匀即可。

**功　效**：调中开胃、补中益气。

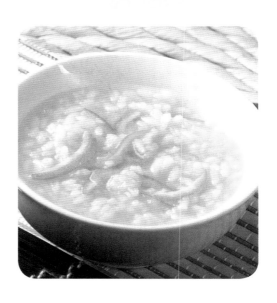

# 川牛膝

### 补益肝肾排尿酸

| 别　　名 | 天全牛膝、拐牛膝、大牛膝、白牛膝、甜川牛膝、甜牛膝、龙牛膝。 |
| --- | --- |
| 性味归经 | 味甘、微苦，性平；归肝、肾经。 |
| 用法用量 | 内服：煎汤，6～10克；或入丸、散；或泡酒。 |

## 营养成分

生物碱、甾体类、糖类、氨基酸、香豆素等。

## 缓解痛风原理

牛膝补益肝肾，肝主筋，肾主骨，故牛膝能强健筋骨，对于治疗肝肾亏虚型痛风性关节炎导致的筋骨无力、足痹痿弱非常有用。

## 注意事项

川牛膝应置阴凉干燥处，防潮。妇女月经过多及孕妇禁用。梦遗滑精者忌用。

## 经典论述

1.《药材资料汇编》："治打扑刀伤，有缓和疼痛之效。"

2.《中药志》："破血下降。"

## 功用疗效

逐瘀通经，通利关节，利尿通淋。用于经闭癥瘕，胞衣不下，关节痹痛，足痿筋挛，尿血血淋，跌扑损伤。

## 适用人群

腰腿疼痛、风湿关节痛者适用。血瘀闭经、痛经、难产者适用。患有肾炎、前列腺炎、膀胱炎、尿路结石等泌尿系统疾病的人适用。

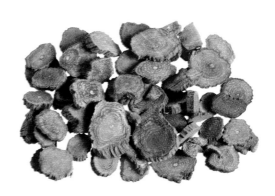

## 传世良方

湿热下流，两脚麻木，或如火烙之热：苍术（米泔浸三宿，细切，焙干）180克，黄柏（切片，酒拌略炒）120克，川牛膝（去芦）60克。上药为细末，面糊为丸，如梧桐子大。每服50～70丸，空腹姜盐汤下。服药期间，忌食鱼腥、荞麦、煎炒等物。本方名为三妙丸，出自《医学正传》。

# 养生药膳

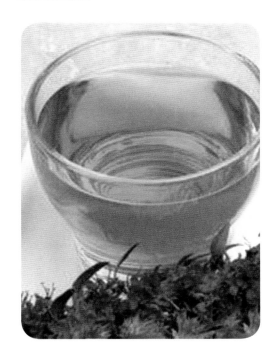

◆ 牛膝桃仁粥

**配　方**：牛膝 10 克，桃仁 25 克，粳米 50 克。

**做　法**：

1. 先把牛膝洗净，桃仁用温水泡制 5 分钟去皮。

2. 锅中加水 500 克下入牛膝、桃仁和洗好的粳米，用慢火煮制 30 分钟，加入少许冰糖再煮 5 分钟起锅即可。

**功　效**：活血去瘀、祛风消肿。

◆ 牛膝茶

**配　方**：牛膝 5 克，花茶 3 克。

**做　法**：以上原料放入杯中，用 200 毫升沸水冲泡后饮用，冲饮至味淡。

**功　效**：活血祛瘀、消痈散肿、止痛。

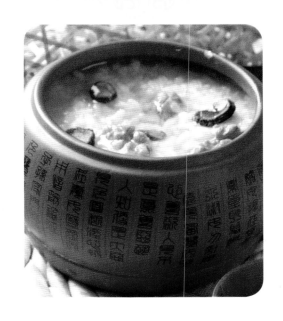

# 车前草

## ·⚬—彡· 抑制尿酸盐结晶

| | |
|---|---|
| 别　　　名 | 车前、钱贯草、牛舌草、虾蟆衣、七星草、野甜菜、猪耳草、钱串草。 |
| 性味归经 | 味甘，性寒；归肝、肾、肺、小肠经。 |
| 用法用量 | 内服：煎汤，15～30克，或鲜品30～60克；也可捣汁服。外用：适量，煎水洗、捣烂敷或绞汁涂。 |

### 营养成分

蛋白质、脂肪酸、维生素C、车前草果胶、车前苷、桃叶珊瑚苷、乌苏酸、β—谷甾醇、棕榈酸、棕酸豆甾醇酯。

### 缓解痛风原理

车前草历来都是利尿排石的常用药物，可促进尿酸排泄，减少其沉积，抑制和清除尿酸盐结晶，可以作为辅助治疗痛风措施之一。

### 注意事项

车前草置通风干燥处保存。虚滑精气不固者禁用。

### 功用疗效

清热利尿，祛痰，凉血，解毒。用于水肿尿少，热淋涩痛，暑湿泻痢，痰热咳嗽，吐血衄血，痈肿疮毒。

### 适用人群

小便不通、尿血、淋浊、带下者适用。黄疸、水肿、热痢泄泻患者适用。咳嗽、鼻衄、目赤肿痛、喉痛患者适用。皮肤溃疡患者适用。

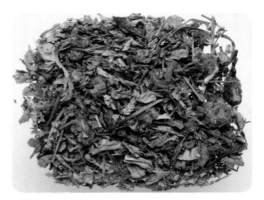

### 传世良方

虚劳失精，小便余沥，尿血不止：车前草1握，捣烂取汁，服用。本方名为车前汁饮，出自《圣济总录》。

### 经典论述

1.《名医别录》："金疮，止血衄鼻，瘀血血瘕，下血，小便赤，止烦下气，除小虫。"

2.《本草纲目》："王旻《山居录》，有种车前剪苗食法，则昔人常以为蔬矣。今野人犹采食之。"

养生药膳

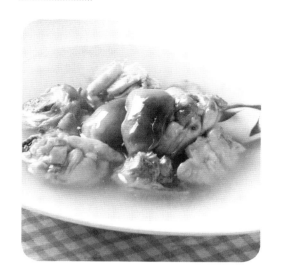

◆ 车前草蒜子烧牛肚

**配　方**：车前草5克，蒜子10个，牛肚300克，食用油适量。

**做　法**：车前草洗净后加入清水入蒸箱蒸15分钟留汤汁。把牛肚洗净后，改成小块码味。锅中留底油加入蒜子煸香，加入牛肚，煸炒后加入汤汁调味烧软烂即可食用。

**功　效**：利尿通淋、温中补气补血。

◆ 车前草鲜菊黄豆炖山鸡

**配　方**：车前草10克，鲜菊适量，黄豆25克，山鸡块300克。

**做　法**：山鸡洗净切块，车前草用清水洗净备用，黄豆用清水泡好备用。把山鸡焯水后放在盛器中加车前草、黄豆一起蒸制45分钟，鸡肉软烂取出，上面撒菊花即可。

**功　效**：利尿通淋、开胃健脾。

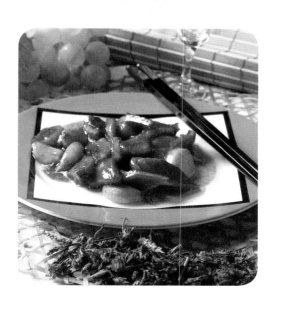

# 泽泻

## 清利湿热缓疼痛

別　　　名　水泽、天秃、车苦菜、一
　　　　　　枝花、如意花。

性味归经　味甘，性寒；归肾、膀胱
　　　　　　经。

用法用量　内服：煎汤，6～12 克；
　　　　　　或入丸、散。

### 营养成分

胆碱、卵磷脂、泻醇、糖、钾、钙、
镁等。

### 缓解痛风原理

其一，泽泻善泄肾火，通过清利
湿热来补肾，以通为补，肾得补则筋
骨坚，筋骨坚则痹痛自除。其二，通
过渗利之功帮助血液循环，使局部祛
瘀生新，使筋脉得通，从而减缓疼痛。

### 注意事项

泽泻畏海蛤、文蛤。肾虚精滑者
忌用。

### 传世良方

水湿肿胀：白术、泽泻各 30 克，
研末，或做成药丸。每服 9 克，以茯
苓汤送下。

### 功用疗效

利小便，清湿热。用于小便不利，
水肿胀满，泄泻尿少，痰饮眩晕，热
淋涩痛，高血脂。

### 适用人群

小便不利、水肿症患者适用。头晕、
耳鸣、目昏者适用。腹泻、呕吐者适用。
妇女带下、淋浊者适用。

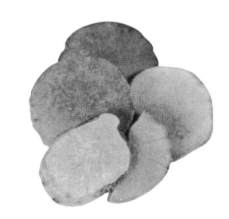

### 经典论述

1.《神农本草经》："主风寒湿痹，
乳难，消水，养五脏，益气力，肥健。"

2.《名医别录》："补虚损五劳，
除五脏痞满，起阴气、止泄精、消渴、
淋沥，逐膀胱、三焦停水。"

3.《药性论》："主肾虚精自出，
治五淋，利膀胱热，直通水道。"

4.《日华子本草》："治五劳七伤，
主头眩、耳虚鸣，筋骨挛缩，通小肠，
止遗沥、尿血。"

**养生药膳**

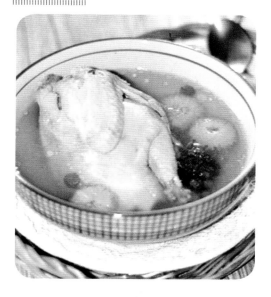

### ◆ 泽泻上汤娃娃菜

**配　方**：泽泻 20 克，娃娃菜 200 克，炸蒜仔 25 克，草菇 25 克，食用油适量。

**做　法**：

1. 泽泻煎取浓汁，娃娃菜改刀成长条飞水。

2. 锅中留底油煸香葱、姜，加泽泻药汁汤、草菇、炸蒜仔、火腿、盐、味精、娃娃菜一起煮开即可。

**功　效**：利水渗湿。

### ◆ 泽泻茯苓鸡

**配　方**：泽泻 10 克，茯苓 15 克，母鸡 1 只（约 1500 克），黄酒 20 毫升。

**做　法**：

1. 将母鸡洗净剁成块，放沸水中焯一下，再冲洗干净。

2. 将洗净的母鸡放入砂锅中，再加入茯苓、黄酒、适量水，大火烧开，改小火炖 1 小时，至鸡肉熟，去泽泻、茯苓即可。

**功　效**：利水消肿。

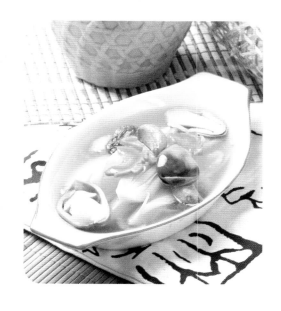

# 茯苓

## 健脾渗湿消水肿

**别　　名** 杜茯苓、茯菟、松腴、不死面、松薯、松木薯、松苓。

**性味归经** 味甘、淡，性平；归心、肺、脾、肾经。

**用法用量** 内服：煎汤，10～15克；或入丸散。

## 营养成分

蛋白质、脂肪、甾醇、卵磷脂、葡萄糖、钾、β-茯苓聚糖、树胶、甲壳质、腺嘌呤、组氨酸、胆碱、脂肪酶、蛋白酶、乙酰茯苓酸、茯苓酸等。

## 缓解痛风原理

茯苓能使小便畅利，水肿消退，主要用于水湿内停之水肿、小便不利以及泄泻、痰饮等症。茯苓中含有茯苓酸、茯苓聚糖、胆碱、卵磷脂和钾，能够降低血糖，促进尿糖排出体外，能够缓解痛风并发糖尿病患者的病情。

## 注意事项

茯苓恶白敛，畏牡蒙、地榆、雄黄、秦艽、龟甲，忌米醋。虚寒精滑或气虚下陷者忌用。

## 功用疗效

利水渗湿，健脾宁心。用于水肿尿少，痰饮眩悸，脾虚食少，便溏泄泻，心神不安，惊悸失眠。

## 适用人群

身体免疫低下的人适用。水肿症患者适用。腹泻、大便稀薄的人适用。心神不安、心性失眠的人适用。

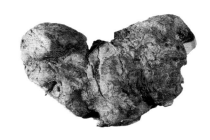

## 传世良方

四肢肿，水气在皮肤中，四肢聂聂动者：防己、黄芪、桂枝各150克，茯苓300克，甘草100克。上药加水6升，煮取2升，分3次温服。本方名防己茯苓汤，出自《金匮要略》。

## 经典论述

1.《本草纲目》："茯苓气味淡而渗，其性上行，生津液，开腠理，滋水源而下降，利小便，故张洁古谓其属阳，浮而升，言其性也；东垣谓其为阳中之阴，降而下，言其功也。"

2.《本草衍义》："茯苓、茯神，行水之功多，益心脾不可缺也。"

养生药膳

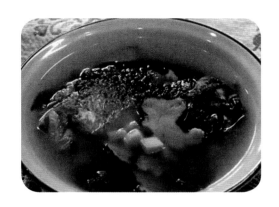

◆ 鲤鱼茯苓汤

配　方：茯苓 25 克，黑豆 50 克，鲤鱼 1 条。

做　法：

1. 鲤鱼洗净，去腮、鳞，切块。

2. 将处理好的鲤鱼与黑豆、茯苓一起放入锅中，加清水，煮至鱼肉熟透即可食用。

功　效：补肾渗沥、利尿消肿。

◆ 茯苓莲藕粥

配　方：茯苓 15 克，莲藕 100 克，大枣 50 克，粳米 80 克，白糖 15 克。

做　法：

1. 粳米洗净，莲藕去皮洗净切片，茯苓磨粉，大枣洗净待用。

2. 将粳米加水适量煮粥，待粥将熟时放入茯苓粉、红枣、藕片，煮熟后加白糖搅匀即可。

功　效：健脾开胃、利水滋阴。

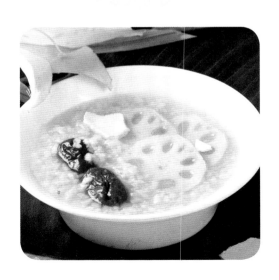

# 淡竹叶

## 清热利尿

| | |
|---|---|
| 别　　名 | 碎骨子、山鸡米、金鸡米、迷身草、竹叶门冬青、金竹叶、长竹叶、林下竹。 |
| 性味归经 | 味甘、淡，性寒；归心、胃、小肠经。 |
| 用法用量 | 内服：煎汤，9～15克。 |

### 营养成分

氨基酸、有机酸、糖类、锰、锌、硒、芦竹素、印白茅素、蒲公英赛醇、无羁萜等。

### 缓解痛风原理

竹叶性寒，味甘。性寒能够清泻心胃实火，味甘能渗湿利尿，特别适合痛风患者服用。

### 注意事项

淡竹叶不宜久煎。入食以鲜品为佳，煮粥时宜稀薄，不宜稠厚。无实火、湿热者慎服，体虚有寒者禁服，孕妇勿服，肾亏尿频者忌服。

### 传世良方

热淋：淡竹叶12克，灯心草9克，海金沙6克。水煎服，每日1剂。本方出自《江西草药》。

### 功用疗效

清热除烦，利尿。用于热病烦渴，小便赤涩淋痛，口舌生疮。

### 适用人群

小便赤浊、淋病、肺热咳嗽、胃热呕吐、口舌生疮、牙龈肿痛、热病烦渴的患者适用。

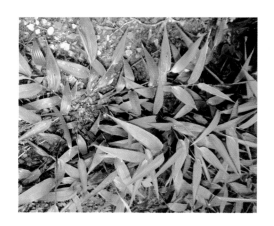

### 经典论述

1.《本草纲目》："去烦热，利小便，清心。"

2.《生草药性备要》："消痰止渴，除上焦火，明眼目，利小便，治白浊，退热，散痔疮毒。"

3.《本草再新》："清心火，利小便，除烦止渴，小儿痘毒。外症恶毒。"

4.《草木便方》："消痰，止渴。治烦热，咳喘，吐血，呕哕，小儿惊痫。"

养生药膳

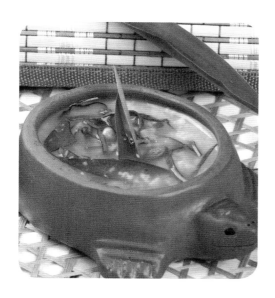

◆ 淡竹叶茶

配　方：淡竹叶30克，绿茶15克，生姜6克，蜂蜜适量。

做　法：

1. 将淡竹叶、生姜洗净，放入锅中，用水煎煮，去渣取汁。

2. 用药汁泡绿茶，温热时放入蜂蜜，即可饮用。

3. 每日1剂。不拘时，代茶饮。

功　效：消暑清肺、止渴去火。

◆ 竹叶菠菜粥

配　方：竹叶10克，粳米50克，菠菜50克，清水450毫升。

做　法：

1. 竹叶洗净放入锅中，煎煮取汁。

2. 用药汁粳米煮粥，待粥熟时加入菠菜即可。

功　效：清心火、除烦热、利小便。

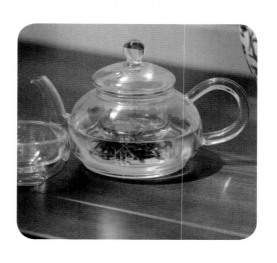

# 黄芪

## 减少尿酸盐生成

别　　名　绵芪、绵黄芪、黄蓍。

性味归经　味甘，性温；归肺、脾经。

用法用量　煎服，9～30克。蜜炙可增强其补中益气作用。

### 营养成分

皂苷、蔗糖、多糖、氨基酸、叶酸、硒、锌、铜等。

### 缓解痛风原理

黄芪有"补气之圣"的美称，具有很强的补气作用，能够维护肾气，帮助恢复肾功能。黄芪含有叶酸、胆碱、糖和多种人体所需氨基酸，能提高免疫功能，消除尿蛋白，既有利尿作用，又能双向调节血糖，非常适合痛风并发糖尿病患者食用。

### 注意事项

黄芪恶习龟甲、白鲜皮，反藜芦，畏五灵脂、防风。实证和阴虚阳盛者忌用。

### 功用疗效

补气固表，利尿排毒，排脓，敛疮生肌。用于气虚乏力，食少便溏，中气下陷，久泻脱肛，便血崩漏，表虚自汗，气虚水肿，痈疽难溃，久溃不敛，血虚萎黄，内热消渴，慢性肾炎蛋白尿，糖尿病。

### 适用人群

脾胃虚弱、食欲不振、身体乏力的人适用。感冒、哮喘、病毒性心肌炎患者适用。自汗、盗汗的人适用。痈疽不溃、疮口不愈合的患者适用。体虚浮肿及肾炎患者适用。胃下垂、子宫脱垂者适用。

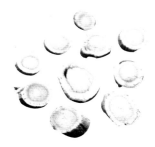

### 传世良方

气虚血滞，肌肤麻木，或肢体疼痛，或半身不遂：黄芪30克，赤芍、桂枝各15克，生姜10克，大枣10枚。煎汤饮。本方名为黄芪桂枝五物汤，出自《金匮要略》。

养生药膳

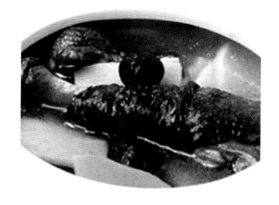

◆ 黄芪清汤鱼唇

配　方：黄芪 12 克，鱼唇 100 克，竹笋 50 克。

做　法：鱼唇改刀成块飞水备用，竹笋改刀成菱形块。黄芪入清汤加盐味精同煮 10 分钟，下鱼唇、竹笋炖煨入味即可。

功　效：补气滋阴。

◆ 黄芪乌鸡汤

配　方：黄芪 25 克，乌鸡一只，盐少许。

做　法：

1. 将乌骨鸡剁块，放入沸水汆烫、捞起、冲净。

2. 乌鸡块和黄芪一起入锅，加 6 碗水，以大火煮开，再转小火续炖 25 分钟，加盐调味即成。

功　效：散瘀消肿、止血活血、止痛行气。

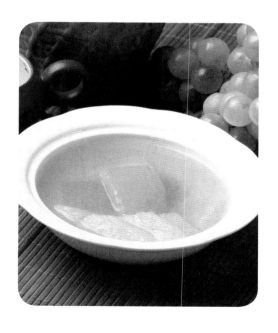

# 白术

## ●————3·健脾益气能祛湿

| | |
|---|---|
| 别　　名 | 冬白术、山姜、山连、山精、山蓟、天蓟、杨枹蓟、术、山芥、乞力伽。 |
| 性味归经 | 味苦、甘，性温；归脾、胃经。 |
| 用法用量 | 内服：煎汤，3～15 克；或熬膏；或入丸、散。 |

## 营养成分

苍术醇、苍术酮、维生素 A 等。

## 缓解痛风原理

白术能够健脾益气、燥湿利水，可用于寒湿痹痛的痛风性关节炎，对于痛风后期、久病气血两虚及年老体弱之人尤佳。

## 注意事项

白术忌桃、李、菘菜、雀肉、青鱼。阴虚燥渴、气滞胀闷者忌用。

## 传世良方

脾虚泄泻：白术 30 克，芍药（冬月不用芍药，加肉豆蔻，泄者炒）15 克。上药为末，粥丸。本方名为白术丸，出自《丹溪心法》。

## 功用疗效

健脾益气，燥湿利水，止汗，安胎。用于脾虚食少，腹胀泄泻，痰饮眩悸，水肿，自汗，胎动不安。土白术健脾、和胃，安胎。用于脾虚食少，泄泻便溏，胎动不安。

## 适用人群

慢性腹泻、食少便溏、体虚多汗、中风、水肿、小便不利的人适用。孕妇胎动不安者适用。

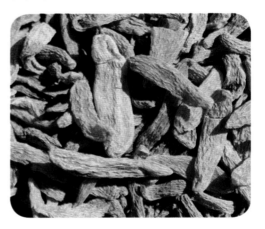

## 经典论述

1. 《神农本草经》："术。味苦温。主风寒湿痹死肌，痉疸，止汗，除热，消食，作煎饵。久服轻身延年，不饥。一名山蓟，生山谷。"

2. 《长沙药解》："味甘、微苦，入足阳明胃、足太阴脾经。补中燥湿，止渴生津，最益脾精，大养胃气，降浊阴而进饮食，善止呕吐，升清阳而消水谷，能医泻痢。"

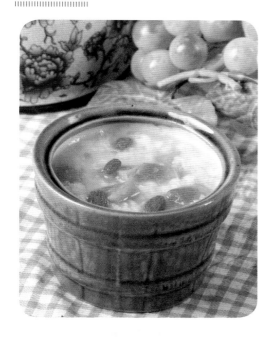

### ◆ 白术烧肚块

**配　方：** 白术 6 克，猪肚 1 个，八角、花椒各 15 克。

**做　法：**

1. 猪肚洗净切块飞水。

2. 加白术、八角、花椒、清水、葱、姜、盐、味精、黄酒一起煮熟即可。

**功　效：** 健脾强胃。

### ◆ 白术枸杞粥

**配　方：** 白术 5 克，枸杞子 10 粒，糯米 150 克。

**做　法：**

1. 白术用清水洗净备用。

2. 枸杞子用清水泡软、糯米用清水洗净。

3. 一同放入锅中用武火烧开改文火，煲制 30 分钟即可食用。

**功　效：** 健脾益气、滋阴补血、润肺止咳。

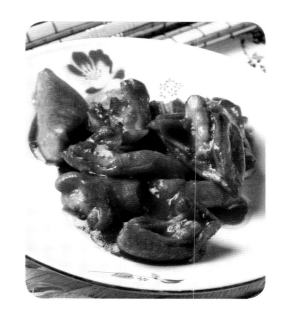

# 百合

## 促进尿酸排泄

别　　名　重箱、摩罗、中逢花、重迈、中庭、夜合花、白花百合、白百合、卷丹、山丹。

性味归经　味甘，性微寒。归肺、心经。

用法用量　内服：煎汤，6～12克；或入丸、散；亦可蒸食、煮粥。外用：适量，捣敷。

## 营养成分

蛋白质、脂肪、还原糖、淀粉、钙、磷、铁、维生素C、秋水仙碱等。

## 缓解痛风原理

百合含有治疗痛风的特效成分秋水仙碱，它可抑制白细胞的趋化作用，从而改善关节炎症状。百合还有利尿作用，可促进尿酸的排泄。由于百合中秋水仙碱的含量有限，需长期服用才能发挥其治疗功效。

## 注意事项

百合有小毒，直接接触生的球茎可能会引起皮肤瘙痒，误食生的球茎会引起呕吐、腹泻等症状。脾胃虚弱、腹泻的人慎食。

## 功用疗效

润肺止咳，清心安神。用于燥热咳嗽，劳嗽咯血，虚烦惊悸，失眠多梦。

## 适用人群

热型胃痛及支气管患者适用。体虚的人以及更年期女性、神经衰弱者、睡眠不宁者适用。宫颈癌、白血病患者适用。

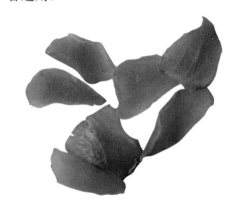

## 传世良方

耳聋、耳痛：干百合研为末，每次取6克，以温水送服，每日2次。本方出自《千金方》。

## 经典论述

《本草述》："百合之功，在益气而兼之利气，在养正而更能去邪，故李梴氏谓其为渗利和中之美药也。如伤寒百合病，《要略》言其行住坐卧，皆不能定，如有神灵，此可想见其邪正相干，乱于胸中之故，而此味用之以为主治者，其义可思也。"

**养生药膳**

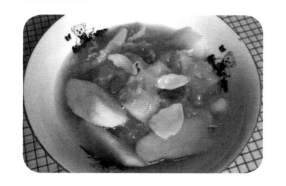

### ◆ 百合山药汤

配　方：百合 15 克，山药 10 克，薏苡仁 20 克，枸杞子 15 克，冰糖适量。

做　法：

1. 山药削皮，冲净，切丁块。

2. 百合剥瓣，削去老边，冲净。

3. 砂锅洗净，薏苡仁淘净盛入煮锅，加 4 碗水以大火煮开后，再转小火煮 20 分钟，加入山药续煮 10 分钟。放入枸杞子和百合，煮至百合变透明，加冰糖调味即成。

功　效：补气养血、健胃脾、滋补健身。

### ◆ 百合炒鸡丁

配　方：鲜百合 50 克，鸡脯肉 300 克，胡萝卜 75 克，食用油、葱、姜、料酒、酱油、盐、味精、香油各适量。

做　法：

1. 百合洗净，鸡脯肉切丁码味上浆，胡萝卜切丁飞水备用，鸡丁温油滑备用。

2. 锅留底油下葱、姜爆香，下入胡萝卜、鸡丁、百合烹料酒，加酱油少许，盐、味精炒匀，勾芡淋香油即可。

功　效：养阴润肺、清心安神。

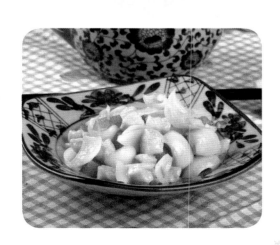

# 土茯苓

## 除湿解毒利关节

别　　名　冷饭团、刺猪苓、禹余粮、白余粮、过山龙、仙遗粮。

性味归经　味甘、淡，性平；归肝、胃经。

用法用量　内服：煎汤，10 ～ 60 克。外用：适量，研末调敷。

### 营养成分

葡萄糖、落新妇苷、黄杞苷、3-0-咖啡酰莽草酸、莽草酸、阿魏酸、β-谷甾醇。

### 缓解痛风原理

土茯苓能健脾胃、祛风湿，脾胃健则营卫从，风湿祛则筋骨利。土茯苓有降尿酸的作用，用通则不痛，痛则不通的原理，该药利关节的功效可镇痛。

### 注意事项

服用土茯苓后，忌饮茶。土茯苓犯铁器。肝肾阴虚者慎服。

### 传世良方

风湿骨痛，疮疡肿毒：土茯苓 500克，去皮，和猪肉炖烂，分数次连滓服。

### 功用疗效

除湿，解毒，通利关节。用于湿热淋浊，带下，痈肿，瘰疬，疥癣，梅毒及汞中毒所致的肢体拘挛、筋骨疼痛。

### 适用人群

皮炎、脚气、疮肿、梅毒、肝癌患者适用。水银、铅等中毒者适用。关节风湿疼痛的患者适用。

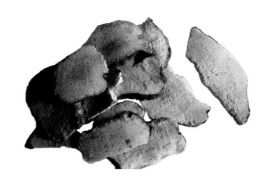

### 痛风配伍

土茯苓配伍萆薢：两药均有淡渗利湿、利关节、祛风湿之功。土茯苓偏于解毒，萆薢长于利尿。二者配伍，有解毒除湿、通利关节之功效，用于治疗湿毒郁结之关节肿痛、小便混浊不利等症。

土茯苓配伍金银花：土茯苓清热解毒以除湿；金银花清热解毒以消肿。二者配伍，可增强解毒之效，用于治疗火热毒邪所致之阳性疮疡。

养生药膳

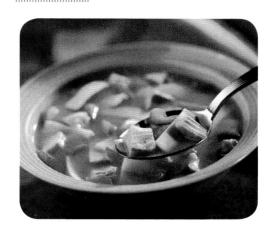

### ◆ 大蓟土茯苓猪肉丝汤

**配　方**：猪瘦肉 250 克，大蓟根、土茯苓各 35 克，冬笋 25 克，姜丝、黄酒、盐各适量。

**做　法**：

1. 将猪瘦肉切成丝。

2. 冬笋切成细丝。

3. 大蓟根、土茯苓切碎，放入锅内，加水煎成药汁，去渣留汁。

4. 把笋丝、肉丝放入大碗内，加入姜丝、黄酒、细盐、药汁，上笼蒸 30 分钟即可。

**功　效**：滋阴润肺、凉血解毒。

### ◆ 土茯苓炖鹌鹑

**配　方**：土茯苓 10 克，鹌鹑 1 只，山药 50 克，植物油、大料、酱油、葱、姜、大蒜各适量，料酒 35 克。

**做　法**：

1. 土茯苓洗净蒸 20 分钟，鹌鹑洗净备用，余水过油。

2. 锅中加少许的植物油，放入大料、葱、姜、大蒜煸香，加入酱油、料酒、鹌鹑添适量水与山药、土茯苓一起烧至软烂即可。

**功　效**：解毒除湿、健脾补肾、滋阴润燥。

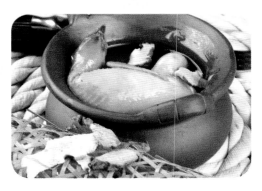

# 葛根

## 降脂降糖防并发症

别　　名　葛藤、干葛、粉葛、葛麻藤、葛子根、葛条根、鸡齐根。

性味归经　味甘、辛，性凉；归脾、胃经。

用法用量　内服：煎汤，10～15克；或捣汁。外用：适量，捣敷。

### 营养成分

葛根素、葛根素木糖苷、大豆黄酮、大豆黄酮苷、大豆苷元、花生酸、葛根醇、异黄酮苷、黄豆苷、糖苷、氨基酸等。

### 缓解痛风原理

葛根能够直接扩张血管，使外周阻力下降，而有明显降压作用，非常适合痛风并发高血压患者。葛根中含有葛根素，能降低血糖，黄酮类化合物能降低血脂和血清胆固醇，适合痛风并发糖尿病、高脂血症患者食用。

### 功用疗效

解肌退热，生津，透疹，升阳止泻。用于外感发热头痛、项背强痛，口渴，消渴，麻疹不透，热痢，泄泻；高血压颈项强痛。

### 适用人群

中老年人、脸上长斑者适用。高血压、高血脂、高血糖、肝炎、偏头痛患者适用。更年期妇女、易上火人群、常饮酒者适用。

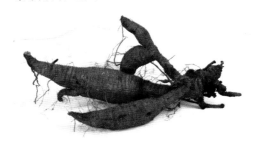

### 传世良方

金疮中风，痉欲死：生葛根250克，细切，以水2000毫升，煮取1000毫升，去滓，取200毫升服。如果葛根属于干品，将其捣末，以温酒送服15克。本方出自《肘后方》。

### 注意事项

葛根不可多服，否则损胃气。脾胃虚寒、夏日表虚多汗者慎用。

**养生药膳**

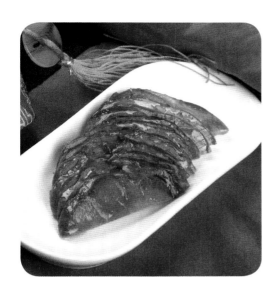

### ◆ 葛根粳米粥

**配　方**：葛根 30 克，粳米 50 克，麦冬 5 克。

**做　法**：

1. 葛根洗净切成小段；麦冬用温水浸泡半小时；粳米洗净。

2. 锅内加水烧沸，放粳米、麦冬、葛根用武火煮 5 分钟，改用文火熬熟至黏稠即可。

**功　效**：清热生津、健脾和胃。适用于高血压、冠心病、心绞痛、老年人糖尿病患者。

### ◆ 葛根卤牛肉

**配　方**：葛根 12 克，牛腱肉 250 克，老抽 60 克，葱、姜、鸡汤、盐各适量。

**做　法**：

1. 牛腱肉飞水。

2. 加葱、姜、葛根、老抽、鸡汤、盐煮至软烂，冷却切片即可食用。

**功　效**：生津止渴。

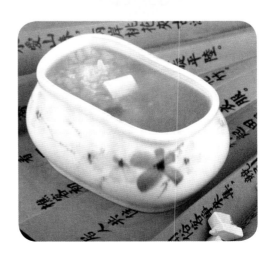

# 杜仲

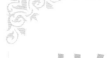

## 固护肾气强筋骨

别　　名 思仲、思仙、木绵、石思仙、丝连皮、玉丝皮、扯丝皮、丝棉皮。

性味归经 味甘，性温；归肝、肾经。

用法用量 内服：煎汤，6～15克；或浸酒；或入丸、散。

### 营养成分

杜仲胶、糖苷、维生素 C、生物碱、果胶、脂肪酸、树脂、有机酸、酮糖、醛糖、绿原酸、钾。

### 缓解痛风原理

杜仲是一味能补肝肾、强筋骨之良药，多用于治疗肾虚所致的腰脊酸疼、足膝盖痿弱，并能治疗高血压，对于痛风并发高血压患者尤佳。

### 注意事项

杜仲恶蛇皮、元参。阴虚火旺者慎服。

### 适用人群

阳痿、尿频以及腰膝酸软、下肢无力者适用。高血压病患者适用。孕妇需要安胎者适用。

### 功用疗效

补肝肾，强筋骨，安胎。用于肾虚腰痛，筋骨无力，妊娠漏血，胎动不安，高血压病。

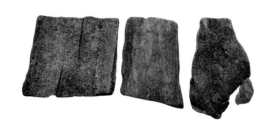

### 传世良方

1. 腰痛：杜仲 500 克，五味子半升。分 14 剂，每夜取 1 剂，以水 200 毫升，浸至五更，煎三分减一，滤取汁，以羊肾 3 枚，切下之，再煮三五沸，如做羹法，空心顿服。用盐、醋和之亦得。本方出自《箧中方》。

2. 风湿关节痛：防风、杜仲、秦苏、牛七、人参、当归、茯苓、肉桂各 10 克，桑寄生、熟地黄各 15 克，独活、白芍各 9 克，川芎 6 克，甘草、细辛各 3 克，1 日 1 剂，酒为引，3～5 剂可愈。

### 经典论述

《本草经疏》："杜仲辛甘具足，正能解肝肾之所苦，而补其不足者也。强志者，肾藏志，益肾故也。除阴下痒湿，小便余沥者，祛肾家之湿热也。"

**养生药膳**

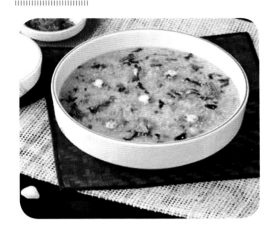

◆ **牛蒡杜仲羹**

**配　方**：牛蒡子 100 颗，杜仲 30 克，枸杞子 15 克，生姜 8 克，红枣 10 克，淀粉、精盐适量。

**做　法**：

1. 牛蒡子、杜仲、枸杞子洗净，红枣去核洗净。

2. 将牛蒡子、杜仲、枸杞子、去核红枣、生姜一起放入锅内，加水适量，用武火煮沸，再转用文火烧 1 小时，勾芡加精盐调味即可。

**功　效**：补益肝肾、强肾壮骨。

◆ **杜仲腰花**

**配　方**：杜仲 25 克，猪腰 200 克，香芹 50 克，植物油、葱、姜、盐、味精、胡椒粉、料酒各适量。

**做　法**：

1. 猪腰去臊洗净，切花刀码味上浆水备用。

2. 香芹水，杜仲煎取浓汁备用。

3. 锅中留底油煸香葱姜，入香芹、腰花、盐、味精、胡椒粉，烹料酒大火炒匀即可。

**功　效**：健脾益肾。

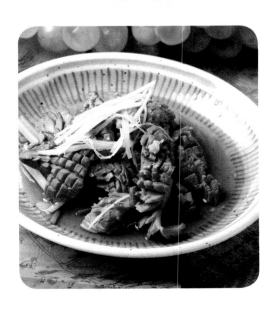

# 荷叶

## 利水消肿减嘌呤

别　　名 鲜荷叶、干荷叶、莲叶、藕叶。

性味归经 味苦，性平；归肝、脾、胃经。

用法用量 内服：煎汤，3～10克（鲜品15～30克）；荷叶炭3～6克，或入丸、散。外用：适量，捣敷或煎水洗。

## 营养成分

莲碱、荷叶碱、原荷叶碱、亚美罂粟碱、前荷叶碱、D-N-甲基乌药碱、N-去甲基荷叶碱、鹅掌楸碱、番荔枝碱、葡萄糖酸、酒石酸、柠檬酸、琥珀酸、苹果酸、草酸、鞣质、槲皮素、异槲皮苷、莲苷等。

## 缓解痛风原理

荷叶能够降低血清中游离嘌呤的量，帮助祛除诱因，缓解痛风症状。另外，荷叶具有利水消肿、消脂的作用，可帮助痛风患者控制体重，预防并发症高血脂。

## 注意事项

荷叶畏桐油、茯苓、白银。体虚者禁用。上焦邪盛的人忌用。

## 功用疗效

清热解暑，升发清阳，凉血止血。用于暑热烦渴，暑湿泄泻，脾虚泄泻，血热吐衄，便血崩漏。荷叶炭收涩化瘀止血，用于多种出血症及产后血晕。

## 适用人群

中暑、脾虚腹泻的人适用。出血症患者适用。患有皮肤性疾病和跌打损伤的人适用。高血压、高血脂、肥胖、便秘、泌尿系统结石症患者适用。

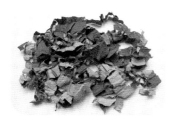

## 传世良方

阳水浮肿：败荷叶烧存性，研末。每服6克，米饮调下，每日3服。本方出自《证治要诀》。

## 经典论述

1.《本草纲目》："生发元气，补助脾胃，涩精浊，散瘀血，消水肿、痈肿，发痘疮。治吐血、咯血、衄血、下血、溺血、血淋、崩中、产后恶血、损伤败血。"

2.《本草拾遗》："主血胀腹痛，产后胞衣不下，酒煮服之；又主食野菌毒，水煮服之。"

养生药膳
|||||||||||||||||||||||

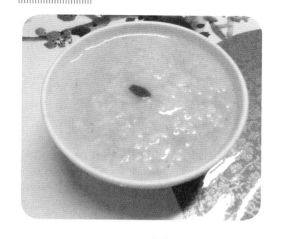

### ◆ 荷叶饭

**配　方**：荷叶 1 张，米饭 250 克，葡萄干 25 克。

**做　法**：荷叶水泡软，包入米饭、葡萄干上锅蒸 30 分钟即可。

**功　效**：消暑利湿。

### ◆ 荷叶玉米须粥

**配　方**：鲜荷叶 1 张，玉米须 30 克，糯米 100 克，红小豆 50 克。

**做　法**：

1. 荷叶洗净，切成 2 厘米的块，玉米须洗净，红小豆洗净。将切好的荷叶、玉米须、红小豆同时放入锅中，加水适量用大火烧开，小火煮 15 分钟，去渣取汁。

2. 将糯米、荷叶汁放入锅中，加清水适量，用小火将米煮烂即可。

**功　效**：升阳止血。

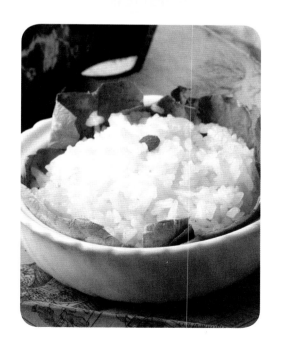

# 山楂

## 消食降脂降尿酸

| | |
|---|---|
| 别　　　名 | 山里红、红果、酸梅子、山梨、赤枣子。 |
| 性味归经 | 性微温，味甘、酸；归脾、胃、肝经。 |
| 用法用量 | 每次 3～4 个（50 克）。 |

### 营养成分

皮苷、蛋白质、脂肪、磷、铁、胡萝卜素、烟酸、黄酮苷类（如牡荆素、荭草素、山楂纳新）、三萜类（如齐墩果酸、熊果酸、山楂酸等）、槲皮素、维生素 C 与钙等。

### 缓解痛风原理

山楂行气消滞、化瘀止痛，能缓解痛风血脉瘀阻日久的骨节痹痛，且能降低尿酸，并且山楂能消食降脂，可预防痛风的并发症高血脂。

### 注意事项

病后初愈，体质虚弱的人忌食。忌与人参同服。服用滋补药品期间，忌食山楂。不可过食山楂，易损害牙齿，食山楂后，需用水漱口。胃酸过多、消化性溃疡等人忌食。脾胃虚弱者慎服。孕妇不宜服用。

### 食用功效

消食健胃，行气散瘀。用于肉食积滞，胃脘胀满，泻痢腹痛，瘀血经闭，产后瘀阻，心腹刺痛，疝气疼痛；高脂血症。焦山楂消食导滞作用增强。用于肉食积滞，泻痢不爽。

### 适用人群

消化不良、食欲不振、伤风感冒、软骨缺钙症患者适用。

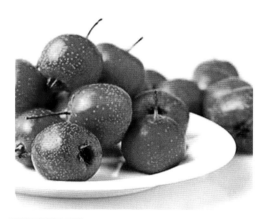

### 传世良方

老人腰痛及腿痛：山楂、鹿茸（炙）等份。上药为末，炼蜜为丸，梧桐子大。每服百丸，每日 2 次。本方出自《本草纲目》。

### 经典论述

1.《日用本草》："化食积，行结气，健胃宽膈，消血痞气块。"

2.《医学衷中参西录》："山楂，若以甘药佐之，化瘀血而不伤新血，开郁气而不伤正气，其性尤和平也。"

养生药膳

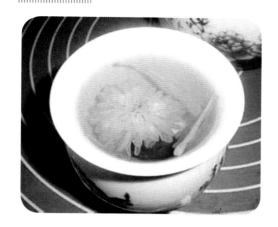

◆ 菊花山楂饮

**配　方**：菊花 10 克，山楂 15 克，红茶包 1 袋，白砂糖少许，清水适量。

**做　法**：

1. 烧锅洗净，倒入适量清水，加入菊花、山楂。待水开后，将大火转为小火，续煮 10 分钟。

2. 加入红茶包，待红茶入味时，用滤网将茶汁里的药渣滤出，加入适量砂糖即可。

**功　效**：散瘀消积、清肝明目、解毒。

◆ 山楂糕

**配　方**：山楂 200 克，蜂蜜 10 克，冰糖 50 克，凝胶片 5 克。

**做　法**：

1. 山楂洗净去籽蒸熟过箩成泥状。

2. 锅中加少许水，放入山楂泥、凝胶片、冰糖熬成糊，放温后加蜂蜜搅拌均匀。

3. 取不锈钢容器，把熬好的山楂糊倒入容器中，放凉定型后切块装盘即可。

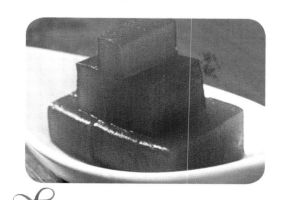

小贴士

蜂蜜中有多种活性物质，不宜加热，温度超过 40 度就会破坏活性物质，导致营养物质流失。

# 第四章

穴到痛自消——
经络穴位治痛风

# 第一节 找准穴位的方法技巧

正确取穴对艾灸、拔罐、按摩、刮痧疗效的关系很大。因此，准确的选取俞穴，也就是俞穴的定位，一直为历代医家所重视。

## 骨度分寸法

骨度分寸法，始见于《灵枢·骨度》篇。是以骨节为主要标志测量周身各部的大小、长短，并依其比例折算尺寸作为定穴标准的方法。不论男女、老少、高矮、肥瘦都是一样。如腕横纹至肘横纹作12寸，也就是将这段距离划成12等分，取穴就以它作为折算的标准。常用的骨度分寸见下表。

| 分部 | 起止点 | 常用骨度 | 度量法 | 说明 | |
|---|---|---|---|---|---|
| 头部 | 前发际至后发际 | 12寸 | 直寸 | 如前后发际不明，从眉心量至大椎穴作18寸，眉心至前发际3寸，大椎穴至后发际3寸 | |
| | 耳后两完骨（乳突）之间 | 9寸 | 横寸 | 用于量头部的横寸 | |
| 胸腹部 | 天突至歧骨（胸剑联合） | 9寸 | 直寸 | 胸部与肋部取穴直寸，一般根据肋骨计算，每一肋骨折作1寸6分（天突至璇玑可作1寸，璇玑至中庭，各穴间可作1寸6分计算） | |
| | 歧骨至脐中 | 8寸 | | | |
| | 脐中至横骨上廉（耻骨联合上缘） | 5寸 | | | |
| | 两乳头之间 | 8寸 | 横寸 | 胸腹部取穴的横寸，可根据两乳头之间的距离折量。女性可用左右缺盆穴之间的宽度来代替两乳头之间的横寸 | |
| 背腰部 | 大椎以下至尾骶 | 21椎 | 直寸 | 背部腧穴根据脊椎定穴。一般临床取穴，肩胛骨下角相当第7（胸）椎，髂嵴相当第16椎（第4腰椎棘突） | |
| | 两肩胛骨脊柱缘之间 | 6寸 | 横寸 | | |
| 上肢部 | 腋前纹头（腋前皱襞）至肘横纹 | 9寸 | 直寸 | 用于手三阴经、手三阳经的骨度分寸 | |
| | 肘横纹至腕横纹 | 12寸 | | | |
| 侧胸部 | 腋以下至季胁 | 12寸 | 直寸 | "季胁"指第11肋端下方 | |
| 侧腹部 | 季胁以下至髀枢 | 9寸 | 直寸 | "髀枢"指股骨大转子高点 | |
| 下肢部 | 横骨上廉至内辅骨上廉（股骨内髁上缘） | 18寸 | 直寸 | 用于足三阴经的骨度分寸 | |
| | 内辅骨下廉（胫骨内髁下缘）至内踝高点 | 13寸 | | | |
| | 髀枢至膝中 | 19寸 | 直寸 | 用于足三阳经的骨度分寸；前面相当犊鼻穴，后面相当委中穴；臀横纹至膝中，作14寸折量 | |
| | 臀横纹至膝中 | 14寸 | | | |
| | 膝中至外踝高点 | 16寸 | | | |
| | 外踝高点至足底 | 3寸 | | | |

## 手指比量法

以患者手指为标准来定取穴位的方法。由于生长相关律的缘故，人类机体的各个局部间是相互关联的。由于选取的手指不同，节段亦不同，手指比量法可分作以下几种。

中指同身寸法：是以患者的中指中节屈曲时内侧两端纹头之间作为1寸，可用于四肢部取穴的直寸和背部取穴的横寸。

拇指同身寸法：是以患者拇指指关节的横度作为1寸，亦适用于四肢部的直寸取穴。

横指同身寸法：亦名"一夫法"，是令患者将食指、中指、无名指和小指并拢，以中指中节横纹处为准，四指横量作为3寸。

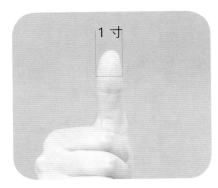

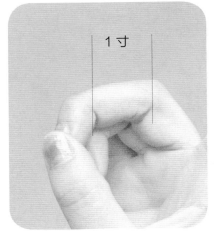

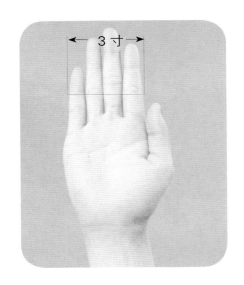

## 自然标志取穴法

根据人体表面所具特征的部位作为标志，而定取穴位的方法称为自然标志定位法。人体的自然标志有两种：

固定标志法：即是以人体表面固定不移，又有明显特征的部位作为取穴标志的方法。如人的五官、爪甲、乳头、肚脐等作为取穴的标志。

活动标志法：是依据人体某局部活动后出现的隆起、凹陷、孔隙、皱纹等作为取穴标志的方法。如曲池屈肘取之。

# 第二节 特效穴理疗，"痛"减"风"祛

## 百会穴

### ❀ 调节全身的阳气

头为诸阳之会，百脉之宗，而百会穴则为各经脉气汇聚之处。穴性属阳，又于阳中寓阴，故能通达阴阳脉络，连贯周身经穴，对于调节机体的阴阳平衡起着重要的作用。

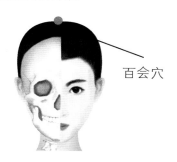

百会穴

### 【定位】

在头部，当前发际正中直上 5 寸，或两耳尖连线中点处。

### 【主治】

头痛、眩晕、高血压病、惊悸、健忘、尸厥、中风不语、癫狂、痫证、癔症、耳鸣、鼻塞、脱肛、痔疾、阴挺、泄泻。

### 【功效】

醒脑开窍、安神定志、升阳举陷。

### 【日常保健】

» 按摩：

用拇指指腹揉按百会穴，60 ～ 100 次，力度适中，手法连贯。长期坚持，可调节全身阳气，预防寒邪侵袭机体，从而防止骨关节疼痛等。

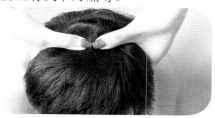

» 艾灸：

手执艾条以点燃的一端对准百会穴，距离皮肤 1.5 ～ 3 厘米，以感到施灸处温热、舒适为度。具有益气补阳的功效。

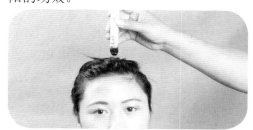

### 【配伍】

» 百会+天柱

百会配天柱，具有疏散风邪的作用，能有效缓解风湿性关节炎的游走性疼痛。

# 内关穴

## 理气止痛治肢痹

内关穴属手厥阴心包经，为心包经之络穴，亦为八脉交会穴之一，与阴维脉相通。内意位内侧，与外相对，关意为关隘，因穴在前臂内侧要处，犹如关隘，故名。内关穴对胸部心脏部位的止痛效果较明显，可用于痛风并发心脏病患者。另外内关穴可用于治疗肘臂挛痛。

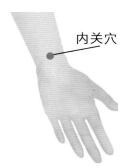

内关穴

### 【定位】

在前臂掌侧，当曲泽与大陵的连线上，腕横纹上 2 寸，掌长肌腱与桡侧腕屈肌腱之间。

### 【主治】

肢痹、心绞痛、心肌炎、心律不齐、高血压病、高脂血症、胃炎、癔症等。

### 【功效】

宁心安神、理气止痛。

### 【日常保健】

» 按摩：

用拇指或中指指腹揉按内关穴 100 ～ 200 次，力度适中，手法连贯，按之局部有酸胀感为宜。每天坚持，能够缓解腕关节痹痛等。

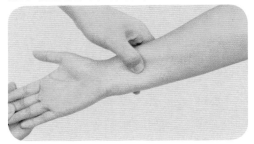

» 艾灸：

施灸时，手执艾条以点燃的一端对准内关穴，距离皮肤 1.5 ～ 3 厘米，以感到施灸处温热、舒适为度。具有理气止痛的功效，可缓解痛风引起的腕、肘关节疼痛不适。

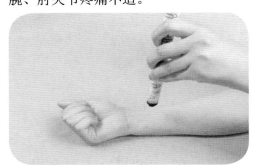

### 【配伍】

» 内关+曲池

内关配曲池，具有清热活络、理气止痛的作用，可用于治疗痛风引起的腕、肘关节疼痛不适。

# 外关穴

## 清热解毒又止痛

外关穴是手少阳三焦经的常用俞穴之一，火热之邪易上炎头面，经常刺激本穴，对各种热病有良好的治疗效果。穴处上肢，因近治作用，对各类上肢运动系统疾患亦有较好的疗效，可用于痛风性关节炎属热者。

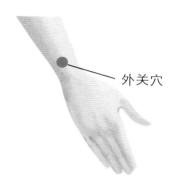

外关穴

### 【定位】

在前臂背侧，当阳池与肘尖的连线上，腕背横纹上2寸，尺骨与桡骨之间。

### 【主治】

热病、头痛、颊痛、耳聋、耳鸣、目赤肿痛、胁痛、肩背痛、肘臂屈伸不利、手指疼痛、手颤。

### 【功效】

清热解毒、解痉止痛、通经活络。

### 【日常保健】

» 按摩：

用拇指指尖掐按外关穴100～200次，力度由轻至重再至轻，按摩至局部有酸胀感为宜。每天坚持，可缓解痛风上肢关节屈伸不利。

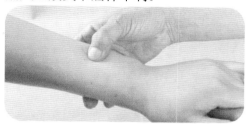

» 艾灸：

宜采用温和灸。施灸时，手执艾条以点燃的一端对准外关穴，距离皮肤1.5～3厘米处施灸，以感到施灸处温热、舒适为度。每日灸1～2次，每次灸10～15分钟。具有调气镇痛的作用，可缓解痛风上肢关节疼痛。

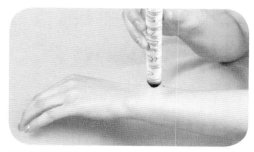

### 【配伍】

» 外关+阳池+中渚

外关配阳池、中渚，具有通经活络的作用，可用于缓解痛风手指、腕关节疼痛的症状。

# 手三里穴

## 通经清热养气血

手三里穴为手阳明大肠经上的重要穴位之一，是个养生强健穴，可以增强免疫力。经常刺激手三里穴，可舒筋活络，治疗运动系统疾病，对改善手臂疼痛的效果尤为明显。因此可用于痛风上肢关节疼痛不适者。

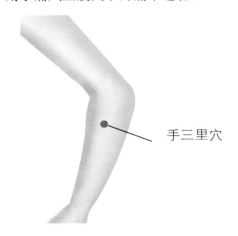

手三里穴

### 【定位】

在前臂背面桡侧，当阳溪与曲池连线上，肘横纹下2寸处。

### 【主治】

齿痛颊肿、上肢不遂、腹痛、腹泻。

### 【功效】

通经活络、清热明目、调理肠胃。

### 【日常保健】

» 按摩：

用拇指指腹按揉手三里穴100～200次，力度由轻至重再至轻，按摩至局部有酸胀感为宜，手法连贯。每天坚持，能够治疗痛风的上肢痹痛。

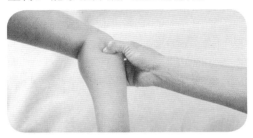

» 艾灸：

宜采用温和灸。施灸时，手执艾条以点燃的一端对准手三里穴，距离皮肤1.5～3厘米，以感到施灸处温热、舒适为度。每日灸1次，每次10～20分钟，灸至皮肤产生红晕为止。具有通经活络、清热明目的功效。

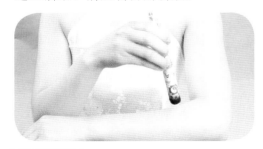

### 【配伍】

» 手三里+肩髃+列缺

手三里配肩髃、列缺，具有通经活络的作用，能缓解痛风上肢关节屈伸不利、疼痛难忍的症状。

# 曲池穴

## 清热祛湿利关节

曲，隐秘，不太察觉之意。池，水的围合之处、汇合之所。曲池名意指本穴的气血物质为地部之上的湿浊之气。有清邪热、调气血、祛风湿、利关节的作用，能缓解寒湿痛风性关节炎和湿热型痛风性关节炎的关节性病变，缓解疼痛。

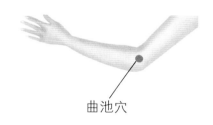

曲池穴

【定位】

在肘横纹外侧端，屈肘，当尺泽与肱骨外上髁连线中点。

【主治】

痛风引起的关节病、脑血管病后遗症、肺炎、扁桃体炎、咽喉炎、牙痛、睑腺炎、乳腺炎、甲状腺肿大、过敏性疾病等。

【功效】

解表热、清热毒。

【日常保健】

» 按摩：

用拇指指腹揉按或弹拨曲池穴，力度适中，手法连贯，至穴位处有胀感为宜。长期坚持可防治肩臂疼痛。

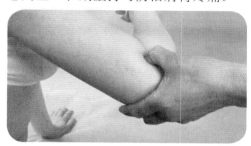

» 艾灸：

宜采用温和灸。施灸时，手执艾条以点燃的一端对准曲池穴，距离皮肤1.5～3厘米处施灸，以感到施灸处温热、舒适为度。每日灸1次，每次灸3～7分钟，灸至皮肤产生红晕为止。可有效缓解肩周炎、肘关节炎、高血压病、皮肤病、流行性感冒等病症。

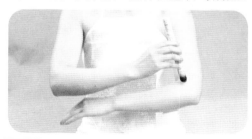

【配伍】

» 曲池+血海+足三里

曲池穴配血海、足三里，具有温阳散寒、活血止痛的作用，能缓解寒湿痹痛兼见瘀血阻络者的症状。

# 曲泽穴

## 清热解毒调血热

曲泽穴是手厥阴心包经的常用俞穴之一，其善清心泻火、理气调中。适当刺激本穴，可以起到疏通心包经经气的作用，能够治疗心胸疾患以及肘臂疼痛不适。因此，此穴能用于治疗痛风并发心脏病者，并能治疗痛风患者的肘臂疼痛不适。

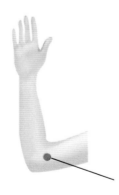

曲泽穴

【定位】

在肘横纹中，当肱二头肌腱的尺侧缘。

【主治】

心痛、心悸、胃疼、呕吐、转筋、热病、烦躁、肘臂痛、上肢颤动、咳嗽。

【功效】

清热除烦、舒筋活血。

【日常保健】

» 按摩：

用拇指指腹按压曲泽穴，注意按压时力度要适中，每次5分钟，每日2次。长期坚持，能改善痛风手足挛痛不适的症状。

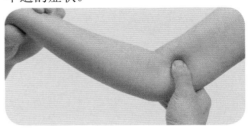

» 刮痧：

用面刮法刮拭上肢肘窝曲泽穴3～5分钟，力度轻柔，以局部皮肤微微发红为度，可不出痧。隔天一次，可治疗肘臂疼痛等。

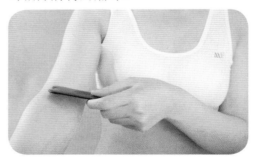

【配伍】

» 曲泽+内关+大陵

曲泽配内关、大陵，具有宁心安神、降逆止痛的作用，能缓解痛风并发心脏疾病患者的心胸疼痛不适、心悸等。

# 腕骨穴

## 舒筋活络利湿热

腕骨穴属于手太阳小肠经原穴，出自《针灸甲乙经》，能够舒筋活络、祛湿退黄，促进机体水液代谢，帮助带走体内多余的尿酸盐，预防痛风的并发症泌尿系统结石形成，从而减少痛风的发作机会。

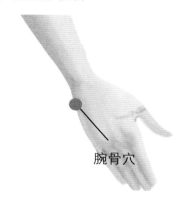

腕骨穴

### 【定位】

在手掌尺侧，当第5掌骨基底与钩骨之间的凹陷处，赤白肉际。

### 【主治】

头项强痛、耳鸣、目翳、黄疸、热病、疟疾、指挛腕痛。

### 【功效】

舒筋活络、泌别清浊。

### 【日常保健】

» 按摩：

用拇指指腹按揉腕骨穴，注意按压时力度要适中，每次按摩5分钟，每天按摩2次。长期坚持，可改善痛风骨节痹痛或久病失养导致的四肢不温等。

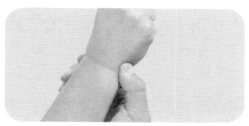

» 艾灸：

宜采用温和灸。施灸时，手执艾条以点燃的一端对准腕骨穴，距离皮肤1.5～3厘米，以感到施灸处温热、舒适为度。每日灸1次，每次灸10～20分钟。具有舒筋活络的功效。

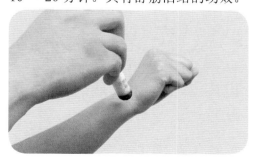

### 【配伍】

» 腕骨+足三里+三阴交

腕骨配足三里、三阴交，具有健脾增液、防护关节的作用，对痛风性关节炎的关节疼痛有舒缓和预防作用。

# 太溪穴

## 减缓关节性疼痛

太溪穴被称为"人体第一大补穴"，可补益肝肾气血，肝主筋，肾主骨，故刺激此穴可通过强健腰膝、强筋健骨来通经活络，减缓痛风的关节性疼痛。此穴还可滋肾阴、清泻肾经虚热，对痛风发作日久引起的低热也有一定的调节作用。

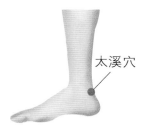

太溪穴

### 【定位】

在足内侧，内踝后方，当内踝尖与跟腱之间的凹陷处。

### 【主治】

头痛目眩、咽喉肿痛、齿痛、耳聋、耳鸣、咳嗽、气喘、胸痛咳血、消渴、月经不调、失眠、健忘、遗精、阳痿、小便频数、腰脊痛、下肢厥冷、内踝肿痛。

### 【功效】

滋阴益肾、壮阳强腰。

### 【日常保健】

盘腿正坐，用左手拇指指腹按压右侧的太溪穴，按压时先按顺时针方向旋按 20 次，然后再按逆时针旋按 20 次，然后以相同的手法用右手拇指指腹按压左侧的太溪穴。按揉时力度保持适中，每次按揉 5 分钟左右，每天 2 次。

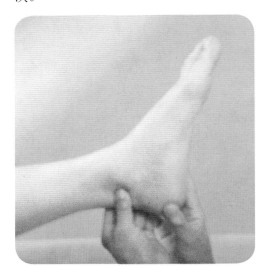

### 【配伍】

» 太溪+昆仑+申脉

太溪穴配昆仑、申脉，具有补阳益气、通利水湿的作用，缓解寒湿型痛风性关节炎的骨节疼痛。

» 太溪+丘墟+三阴交

太溪配丘墟、三阴交，能疏肝利胆、通经活络，减轻痛风的骨节疼痛，预防痛风的并发症，如胆结石、肾结石等。

# 足三里穴

## •⟨• 预防并缓解关节疼痛

足三里为足阳明胃经之合穴，是五俞穴之一，其性属土经土穴，"合治内腑"，凡六腑之病皆可用之。是一个强壮身心的大穴，传统中医认为，刺激足三里穴有调节机体免疫力、增强抗病能力，保健肾脏和脾胃，预防并缓解关节疼痛。

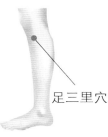

足三里穴

### 【定位】

在小腿前外侧，当犊鼻下 3 寸，距胫骨前缘 1 横指（中指）。

### 【主治】

急慢性胃肠炎、十二指肠溃疡、胃下垂、痢疾、阑尾炎、肠梗阻、肝炎、高血压病、高脂血症、冠心病、心绞痛、风湿热、支气管炎、支气管哮喘、肾炎、肾绞痛、膀胱炎、阳痿、遗精、功能性子宫出血、盆腔炎、休克、失眠等。

### 【功效】

调理脾胃、补中益气、通经活络、疏风化湿、扶正祛邪。

### 【日常保健】

» 按摩：

每天用大拇指或中指按压足三里穴 100 ～ 200 次，长期坚持，可改善痛风下肢痿痹，下肢不遂的症状。

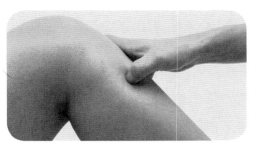

» 艾灸：

用艾条温和灸灸足三里穴，每次 15 ～ 20 分钟，灸至皮肤产生红晕为止。坚持 2 ～ 3 个月，能增强体力、解除疲劳、预防衰老。

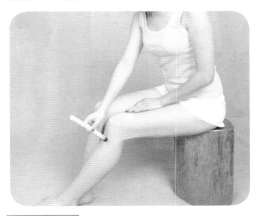

### 【配伍】

» 足三里+三阴交+太冲

足三里配三阴交、太冲，能降逆理气、化湿排浊，促进尿酸代谢，减缓痛风的疼痛不适，减少痛风石形成。

# 内庭穴

## 清泄邪热可止痛

内，入；庭，门庭。穴在足背第2、3趾间缝纹端，趾缝如门，比喻该穴在纳入门庭之处，故名内庭。属足阳明胃经经脉的穴道，为胃经之荥穴，具有清胃泻火、通肠化滞、理气止痛的作用，能清泄邪热。另外，现在研究表明，此穴有明显的镇痛作用。因此，刺激此穴对痛风引起的胫骨疼痛、足趾疼痛均有良好的疗效。

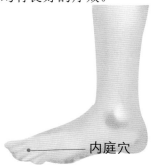

内庭穴

【定位】

在足背当第2、3跖骨结合部前方凹陷处。

【主治】

高血压病、齿痛、咽喉肿病、口㖞、鼻衄、胃病吐酸、腹胀、泄泻、痢疾、便秘、热病、足背肿痛。

【功效】

清胃热、化积滞。

【日常保健】

» 按摩：

用拇指指端按压内庭穴，以酸胀感为宜。长期坚持，可清泻邪热，消积化滞，可治疗痛风的并发症高血脂等。

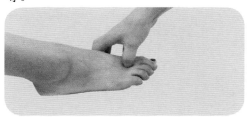

» 艾灸：

宜采用温和灸。每日灸1次，每次灸5～15分钟，5次为1个疗程。可有效缓解高血压病、头晕头痛等。

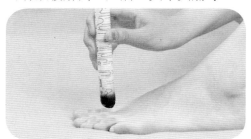

【配伍】

» 内庭+环跳

内庭配环跳，具有清泻邪热、理气止痛的作用，可用于治疗痛风足胫疼痛不可屈伸者。

» 内庭+昆仑+太溪+解溪

内庭配昆仑、太溪、解溪，具有舒筋活络、行气止痛的作用，可用于缓解痛风足背肿痛。

# 太冲穴

## •—⫶•治疗痛风并发症

太，大；冲，冲射之状。该穴名意指肝经的水湿风气在此向上冲行。穴属肝经，为肝脏原气留止之处。刺激该穴可疏肝理气、调通三焦，使人体各种代谢正常，减少痛风诱发概率。另外，太冲能平肝理气，兼能预防或治疗痛风的并发症，如高血压、高血脂。

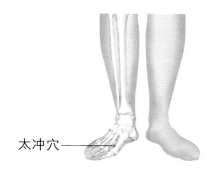

太冲穴——

### 【定位】

在足背侧，当第 1 跖骨间隙的后方凹陷处。

### 【主治】

脑血管病、高血压病、青光眼、面神经麻痹、癫痫、肋间神经痛、月经不调、下肢瘫痪、头痛、眩晕、小儿惊风、口㖞等。

### 【功效】

回阳救逆、调经止淋。

### 【日常保健】

» 按摩：

用拇指指尖掐按太冲穴 30 ～ 50 次，力度适中，手法连贯，至局部有酸胀感为宜。每天坚持，可用于防治痛风的并发症高血压。

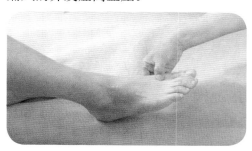

» 艾灸：

手执艾条，以点燃的一端对准太冲穴，距离皮肤 1.5 ～ 3 厘米施灸。每日灸 1 次，每次灸 3 ～ 15 分钟。具有调理气血、平肝息风的作用，可用于防治痛风的并发症高血压。

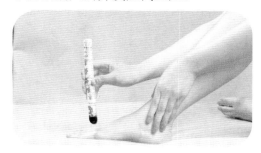

### 【配伍】

» 太冲+足三里+中封

太冲配足三里、中封，具有补血柔肝、舒筋活络的作用，可用于痛风行步艰难等症状。

# 丘墟穴

## 清泻湿热利关节

丘墟穴为胆经原穴，具有清泻下焦湿热、通利血脉、利关节的功效，能够治疗湿热蕴结型痛风性关节炎，并能防治痛风的并发症高血脂。

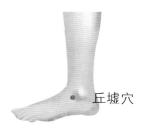

丘墟穴

【定位】

在外踝的前下方，当趾长伸肌腱的外侧凹陷处。

【主治】

颈项痛、腋下肿、胸胁痛、下肢痿痹、外踝肿痛、疟疾、疝气、目赤肿痛、目生翳膜、中风偏瘫。

【功效】

疏肝利胆、消肿止痛、通经活络。

【日常保健】

» 按摩：

用拇指按压丘墟穴，先将肌肉放松，一边缓缓吐气一边强压 6 秒钟，如此重复 10 次，力度适中，手法连贯，以皮肤有热感为宜。长期坚持，可用于治疗痛风及其并发症高血脂等病症。

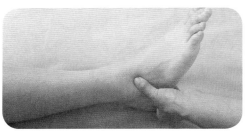

» 刮痧：

以平面按揉法按揉足部双侧丘墟穴。力度适中，刮至皮肤潮红出痧为度，手法连贯。长期坚持，可用于缓解踝关节疼痛不适。

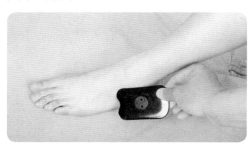

【配伍】

» 丘墟+昆仑+绝骨

丘墟配昆仑、绝骨，具有安神清热、活血止痛的作用，可用于缓解脚踝跟骨疼痛，膝关节周围软组织疾病。

# 昆仑穴

## 舒筋活络兼清热

昆仑，名意指膀胱经的水湿之气在此吸热上行。足跟是人体负重的主要部分，足跟发生病变，就会产生疼痛不适。经常刺激昆仑穴，能够强腰膝，增强下肢肌肉力量，以缓解足跟痛的症状。因此，痛风可选用此穴，缓解下肢部的骨节疼痛。

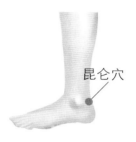

昆仑穴

【定位】

在足部外踝后方，当外踝尖与跟腱之间的凹陷处。

【主治】

头痛、腰痛、高血压病、眼疾、怕冷症、腹气上逆、肠结石、下痢等。

【功效】

安神清热、舒筋活络。

【日常保健】

» 按摩：

用拇指指腹按揉昆仑穴100～200次，力度适中，手法连贯，按揉至局部有胀痛感为宜。每天坚持，能缓解头痛、颈项强痛、腰痛、足跟痛等症状。

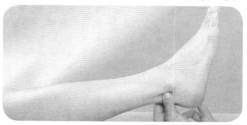

» 刮痧：

以平面按揉法按揉昆仑穴3～5分钟，隔天1次，可有效缓解头痛、腰痛、高血压等病症。

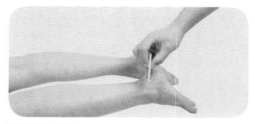

【配伍】

» 昆仑+风市+阳陵泉

昆仑配风市、阳陵泉，具有清热利湿、舒筋活络止痛的作用，能用于缓解痛风引致的下肢痿痹。

» 昆仑+膝阳关+后溪

昆仑配膝阳关、后溪，具有舒筋、活血、通络的作用，能缓解痛风日久的下肢脚软无力，疼痛不适。

# 膝眼穴

## 治疗膝关节疼痛的特效穴

膝眼为经外奇穴名，出自《备急千金要方》，能够活血通络、疏利关节，可用于治疗瘀血痹阻型痛风性关节炎的关节痹痛，屈伸不利。

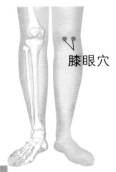

膝眼穴

### 【定位】

屈膝，在髌韧带两侧凹陷处。在内侧的称内膝眼，在外侧的称外膝眼。

### 【主治】

膝痛、腿痛、脚气。

### 【功效】

活血通络、疏利关节。

### 【配伍】

» 膝眼+承山

膝眼配承山，能增加双下肢承重能力，通利关节，缓解双下肢的疼痛不适。

### 【日常保健】

» 按摩：

用大拇指指腹按揉膝眼穴3～5分钟，力度适中，手法连贯，按揉至局部有胀痛感即可。长期坚持，可用于改善下肢痿痹、膝关节炎等。

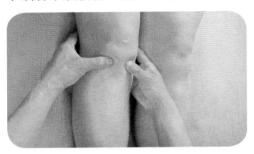

» 温针灸：

将艾条切成约2厘米长小段，点燃后置于针尾施灸，可温经散寒除湿，多用于治疗风寒湿痹。膝骨关节炎的发病多由于年老体衰，肝肾不足及长期劳损，外感风寒湿邪致筋失所养，气滞血瘀而成。温针灸膝眼穴可活血通络、祛风散寒除湿，效果较好。

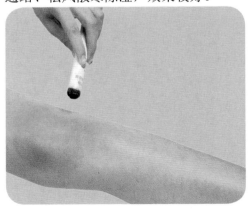

# 阳陵泉穴

## ●◦活血通络能祛瘀

阳陵泉穴为足少阳胆经的常用穴之一，又名筋会、阳陵、阳之陵泉；是足少阳之脉所入为合的合上穴，为八会穴之筋会。刺激该穴可疏肝利胆、舒筋活络，能够治偏风、半身不遂、足膝冷痹不仁、无血色、脚气筋挛。

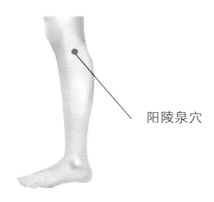

阳陵泉穴

### 【定位】

在小腿外侧，当腓骨小头前下方凹陷处。

### 【主治】

半身不遂、下肢痿痹、麻木、膝肿痛、脚气、胁肋痛、口苦、呕吐、黄疸、小儿惊风、破伤风。

### 【功效】

安神清热、舒筋活络。

### 【日常保健】

» 按摩：

腿脚发麻时刺激腿上的阳陵泉穴，可以迅速缓解症状。将单手拇指指尖按在阳陵泉穴上，做前后方向的按压。每一下按压 5 秒，重复 5 下。每天可以反复多次按压。

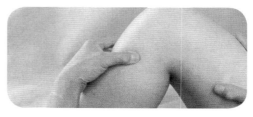

» 艾灸：

取坐位，手执艾条以点燃的一端对准阳陵泉穴，距离皮肤 1.5～3 厘米，以感到施灸处温热、舒适为度。隔日灸 1 次，每次灸 10 分钟左右。具有降浊除湿、通筋活络、舒肝利胆、强健腰膝之功效。

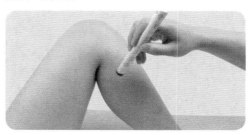

### 【配伍】

» 阳陵泉+环跳+委中

阳陵泉配环跳、委中，具有活血通络、疏调经脉的作用，可缓解半身不遂、下肢痿痹。

# 三阴交穴

## 缓解筋骨痹痛

三阴，足三阴经。交，交会。该穴名意指足部的三条阴经中气血物质在本穴交会。三阴交穴具有疏肝利胆、强健腰膝、舒筋活络的作用，能够通利湿邪强健腰膝骨节，从而减缓关节疼痛。因此痛风患者可以选用此穴，以缓解筋骨痹痛。

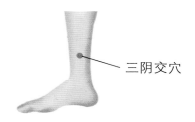

三阴交穴

### 【定位】

在小腿内侧，当足内踝尖上3寸，胫骨内侧缘后方。

### 【主治】

肠鸣腹胀、泄泻、月经不调、带下、阴挺、不孕、滞产、遗精、阳痿、遗尿、疝气、心悸、失眠、高血压病、下肢痿痹、脚气。

### 【功效】

健脾和胃、调补肝肾、行气活血、疏经通络。

### 【日常保健】

» 按摩：

用拇指指腹顺时针按揉三阴交穴2分钟，然后逆时针按揉2分钟，力度适中，手法连贯，按揉至局部有胀麻感为宜。每天坚持，能够缓解湿热型痛风等病症。

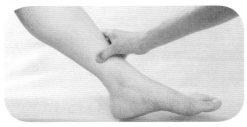

» 艾灸：

宜采用温和灸。施灸时，将点燃的艾条对准三阴交穴，距离皮肤1.5～3厘米，以感到施灸处温热、舒适为度。每日灸1次，每次5～10分钟。具有滋阴降火、活血通络的功效。

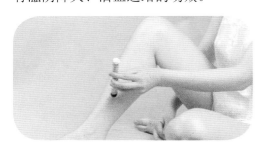

### 【配伍】

» 三阴交+阴陵泉+膀胱俞

三阴交配阴陵泉、膀胱俞，具有清热利湿、利尿通淋的作用，可帮助尿酸盐结晶排出。

# 血海穴

## 治疗足膝疼痛

该穴名意指本穴为脾经所生之血的聚集之处。血海穴具有调经统血、健脾化湿的作用。经常刺激血海穴，有化血为气、运化脾血的作用。临床上主要用于配合治疗妇科病，血热型皮肤病，贫血等病症。因其位于膝部，又可用于治疗痛风引致的足膝疼痛，尤以脉络瘀阻型痛风患者或年老体弱者为宜。

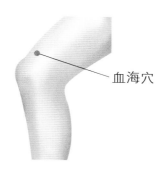

血海穴

### 【定位】

屈膝，在大腿内侧，髌底内侧端上2寸，当股四头肌内侧头的隆起处。

### 【主治】

月经不调、崩漏、经闭、瘾疹、湿疹、丹毒、膝股内侧痛。

### 【功效】

活血化瘀、补血养血、引血归经。

### 【日常保健】

» 按摩：

用拇指指腹按揉血海穴100～200次，力度由轻至重再至轻，手法连贯，至局部有胀痛感即可。每天坚持，能够治疗崩漏、痛经、膝股内侧痛。

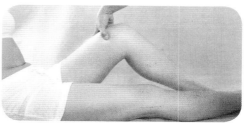

» 艾灸：

手执艾条以点燃的一端对准血海穴，距离皮肤1.5～3厘米施灸，以感到施灸处温热、舒适为度。每日灸1～2次，每次灸20分钟左右，灸至皮肤产生红晕为止。可以疏散风邪、培元补气，对痛风的治疗有很好的疗效。

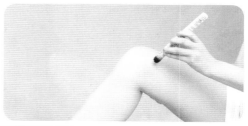

### 【配伍】

» 血海+三阴交+曲池

血海配三阴交、曲池，具有疏风、清热凉血的作用，可用于缓解风热侵袭型痛风引起的游走性疼痛。

# 行间穴

## 息风活络以止痛

行，行走、流动、离开；间，二者当中。该穴名意指肝经的水湿风气由此顺传而上。行间穴能疏肝泄热、息风活络。经常刺激本穴，可帮助肝脏疏泄，对脂肪、嘌呤、血糖及尿酸盐的代谢都有一定的帮助，并能缓解痛风的并发症，如高血压、高血脂。

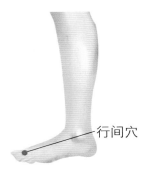

行间穴

【定位】

在足背侧，当第 1、2 趾间，趾蹼缘的后方赤白肉际处。

【主治】

高血压病、青光眼、结膜炎、睾丸炎、功能性子宫出血、肋间神经痛等。

【功效】

清肝泄热、凉血安神、息风活络。

【日常保健】

» 按摩：

用拇指指尖掐按行间穴 3～5 分钟，力度适中，手法连贯。每天坚持，能够疏泄肝胆、清理下焦湿热，促进尿酸盐代谢。

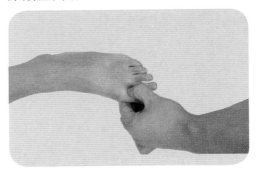

» 艾灸：

用艾条温和灸灸行间穴 10 分钟，每天 1 次，对高血压病、酒精肝、脂肪肝、肝硬化有很好的辅助治疗作用。

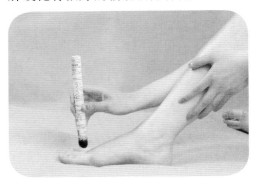

【配伍】

» 行间+三阴交

行间配三阴交，具有补益肝肾、行气活血、利湿止痛的作用，减少尿酸盐沉积，减少痛风发作次数。

# 丰隆穴

## ❀ 祛痰化湿助代谢

丰隆穴属足阳明胃经，为胃经之络穴。高脂血症是由脂肪代谢或运转失常所致，如高胆固醇症、高三酰甘油血症等。刺激该穴能改善脾脏功能，调理人体的津液输布，使水有所化，痰无所聚，帮助尿酸代谢，还能达到降脂的作用。

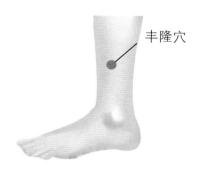

丰隆穴

### 【定位】

在小腿前外侧，当外踝尖上8寸，条口外，距胫骨前缘2横指（中指）。

### 【主治】

头痛、眩晕、痰多咳嗽、呕吐、便秘、水肿、癫狂痛、下肢痿痹。

### 【功效】

健脾化痰、和胃降逆、开窍。

### 【日常保健】

» 按摩：

用手指指腹点按丰隆穴3～5分钟，力度适中，手法连贯，至局部有酸胀感即可。长期按摩，可改善胸闷，眩晕、肢端麻木等症。

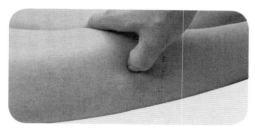

» 艾灸：

取坐位，手执艾条以点燃的一端对准丰隆穴，距离皮肤1.5～3厘米。每日灸1次，每次灸15分钟，灸至皮肤产生红晕为止。具有化痰湿、清神志的功效。

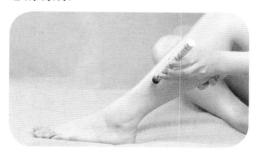

### 【配伍】

丰隆+脾俞

丰隆配脾俞，具有健脾渗湿、祛痰化浊的作用，可帮助通经活络，缓解四肢不收或四肢肿痛不可屈伸。

# 商丘穴

## 健脾化湿排毒素

商丘穴属太阴脾经，为脾经之经穴。脾主运化水谷精微以及运化水湿，刺激商丘穴则可以健脾化湿，让肠胃更通畅，促进体内毒素更快排出。因其位于足踝部，取近治作用，可治疗足踝痛。因此此穴可帮助尿酸盐代谢，缓解痛风的疼痛不适。

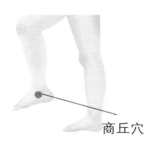

商丘穴

### 【定位】

在足内踝前下方凹陷中，当舟骨结节与内踝尖连线的中点处。

### 【主治】

腹胀、泄泻、便秘、黄疸、足踝痛。

### 【功效】

健脾化湿、通调肠胃。

### 【日常保健】

» 按摩：

用拇指指尖掐揉商丘穴100～200次，力度适中，手法连贯。操作时应避免过度用力，以免掐破皮肤。长期坚持，可改善踝部疼痛。

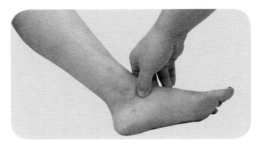

» 艾灸：

施灸时，将点燃的艾条对准商丘穴，距离皮肤1.5～3厘米处施灸，以感到施灸处温热、舒适为度。可缓解痛风疼痛不适。

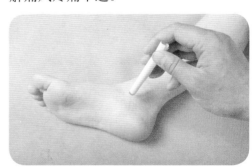

### 【配伍】

» 商丘+阴陵泉+曲泉

商丘配阴陵泉、曲泉，具有清利湿热、通调下焦的作用，能用于缓解寒湿型痛风性关节炎。

# 复溜穴

## ❖ 利水消肿滋肾阴

复溜穴属足少阴肾经，为肾经之经穴，是调节肾经的"杠杆药"，有补肾滋阴，利水消肿的作用，专治水液代谢失常疾病，既可用于痛风属湿邪为病者，又能帮助减少尿酸盐在人体内的堆积，减少痛风的发作次数。痛风腿脚肿胀者可用手在复溜穴上按摩，整个过程非常简单而且有效。

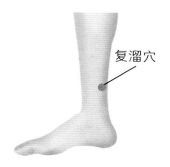

复溜穴

### 【定位】

在小腿内侧，太溪直上2寸，跟腱的前方。

### 【主治】

泄泻、肠鸣、水肿、腹胀、腿肿、足痿、盗汗、脉微细时无、身热无汗、腰脊强痛。

### 【功效】

补肾益阴、温阳利水。

### 【日常保健】

» 按摩：

用拇指指腹点揉复溜穴。点揉的力度要均匀、柔和、浸透，使力气深达深层部分安排，以有酸痛感为佳。早晚各1次，每次点揉3～5分钟，两边复溜穴替换点揉。每天坚持，能够治疗腿肿、脚痛。

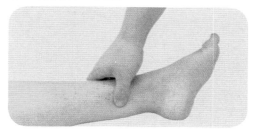

» 艾灸：

宜采用温和灸。施灸时，手执艾条以点燃的一端对准复溜穴，距离皮肤1.5～3厘米，以感到施灸处温热、舒适为度。具有补肾滋阴的功效。

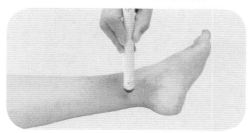

### 【配伍】

» 复溜+昆仑+委中+承山

复溜配昆仑、委中、承山，具有温阳利水、强健腰膝的作用，能缓解痛风下肢肿痛不适的症状。

# 地机穴

## ●─━🐾━ 健脾渗湿消肿痛

地机穴属足太阴脾经，本穴出现压痛，多提示有胰腺病患，不良饮食习惯，缺乏锻炼，精神紧张等。刺激地机穴能促进胰岛素分泌，控制血糖平衡，对预防和治疗糖尿病有良好的效果，此穴能够预防痛风并发症糖尿病、高血脂等。

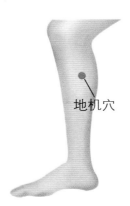

地机穴

### 【定位】

在小腿内侧，当内踝尖与阴陵泉的连线上，阴陵泉下3寸。

### 【主治】

腹痛、泄泻、小便不利、水肿、月经不调、痛经、遗精。

### 【功效】

健脾渗湿、调经止带、调燮胞宫。

### 【日常保健】

» 按摩：

用拇指指腹按揉地机穴100～200次，力度由轻至重再至轻，至局部有胀痛感即可。每天坚持，能缓解痛风及其并发症，调节血糖。

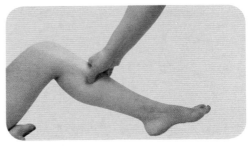

» 艾灸：

宜用温和灸。施灸时，手执艾条以点燃的一端对准地机穴，距离皮肤1.5～3厘米，以感到施灸处温热、舒适为度。具有调气血、疏通经络的功效。

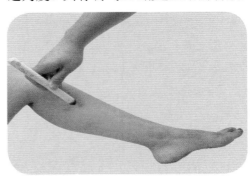

### 【配伍】

» 地机+肾俞+中极

地机配肾俞、中极，具有温阳健脾、利水消肿的作用，可帮助水液代谢，使滞留在体内多余的尿酸盐排出。

# 委中穴

## 解除腰背酸痛的奇效穴

委中穴是足太阳膀胱经上的重要穴位之一，为膀胱经之合穴。痛风日久者，最后往往痛及腰背部，甚至一身上下尽痛，古有"腰背委中求"之语，刺激该穴可以治腰背疼痛，对一些下肢疾病也有缓解、治疗的作用，因此，可用于缓解痛风痛症。

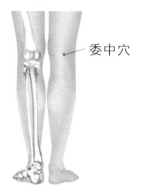

委中穴

### 【定位】

在腘横纹中点，当股二头肌腱与半腱肌肌腱的中间。

### 【主治】

腰痛、下肢痿痹、腹痛、吐泻、小便不利、遗尿、丹毒。

### 【功效】

通经活络、活血化瘀、清热凉血、定志安神。

### 【日常保健】

» 按摩：

用拇指按揉委中穴 200 次，力度适中，手法连贯，以有胀痛感为宜。每天坚持，能够治疗腰背痛、头痛、恶风寒等疾病。

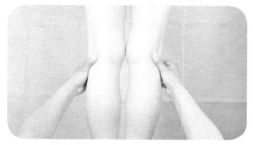

» 艾灸：

宜采用温和灸。手执艾条以点燃的一端对准委中穴，距离皮肤 1 ～ 3 厘米施灸。每次灸 10 ～ 20 分钟，灸至皮肤产生红晕为止。具有通经活络、止痛的作用。

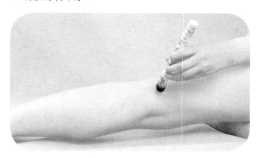

### 【配伍】

» 委中+肾俞+腰阳关

委中配肾俞、腰阳关，具有强腰舒筋、活络止痛的作用，可用于治疗痛风腰腿疼痛、坐骨神经痛等。

# 承山穴

## 舒筋活络治痛痹

承山穴是足太阳膀胱经的常用俞穴之一，所在的位置相当于筋、骨、肉的一个交点，是最直接的受力点，意味承身体之重。痛风日久容易出现腰背疼痛，小腿痉挛等症状。按压承山穴能缓解痛风的上述症状，并且对痛风久病气虚并发便秘者有缓解作用。

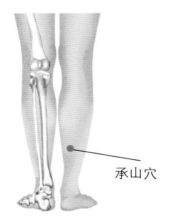

承山穴

### 【定位】

在小腿后面正中，委中与昆仑之间，当伸直小腿或足跟上提时腓肠肌肌腹下出现尖角凹陷处。

### 【主治】

痔疾、脚气、便秘、腰腿拘急疼痛。

### 【功效】

理气止痛、舒筋活络、消痔。

### 【日常保健】

» 按摩：

用拇指指腹按揉或弹拨承山穴100～200次，力度适中，由轻至重再至轻，手法连贯。每天坚持，能够缓解痛风的腰腿疼痛不适。

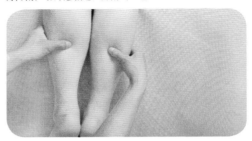

» 艾灸：

手执艾条以点燃的一端对准承山穴，距离皮肤1.5～3厘米施灸，以感到施灸处温热、舒适为度。每日灸1～2次，每次灸30分钟左右，灸至皮肤产生红晕为止。具有缓解疲劳、祛除湿气的功效。

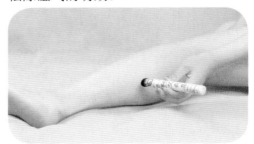

### 【配伍】

» 承山+环跳+委中

承山穴配环跳、委中，具有舒筋活络、理气止痛的作用，可用于缓解痛风日久引致的下肢痿痹。

# 阴陵泉穴

## ✧—⁊ 健脾益肾利三焦

阴陵泉穴属足太阴脾经，为脾经之合穴，善于调节脾肾的功能。脾主运化水湿，肾为水脏，主津液，在调节体内水液平衡方面，起着极为重要的作用。脾肾虚弱，则水液疏泄无力，滞留体内，引发水肿。刺激本穴，可健脾益肾、利水湿，对于脾肾阳虚、寒湿内生的痛风性关节炎尤为适宜。

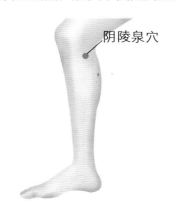

阴陵泉穴

### 【定位】

在小腿内侧，当胫骨内侧踝后下方凹陷处。

### 【主治】

腹胀、泄泻、水肿、黄疸、小便不利或失禁、膝痛。

### 【功效】

清利湿热、健脾理气、益肾调经、通经活络。

### 【日常保健】

» 按摩：

用拇指指腹按揉阴陵泉穴 100 ～ 200 次，力度由轻至重再至轻，按摩至局部有酸胀感为宜，手法连贯。每天坚持，能够健补脾肾、清利湿热。

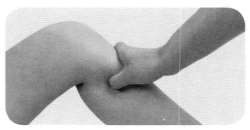

» 艾灸：

施灸时，手执艾条以点燃的一端对准阴陵泉穴，距离皮肤 1.5 ～ 3 厘米，以感到施灸处温热、舒适为度。每日灸 1 次，每次灸 3 ～ 15 分钟，灸至皮肤产生红晕为止。具有滋阴调火、通经活络的功效。

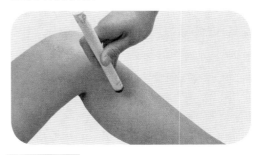

### 【配伍】

» 阴陵泉+承山+委中

阴陵泉配承山、委中，具有固护下焦、清利湿热的作用，能够缓解痛风性关节炎的下肢疼痛。

# 风市穴

## 祛湿通络止痹痛

风市穴是足少阳胆经的常用俞穴之一，是治疗风邪的要穴。风为百病之长，六淫的其他邪气多依附于风而引起疾病，痛风主要病机在风，其分型就有风湿、风寒、风热三种，治风可起到同治诸邪的作用。因此，刺激风市穴，能够有效缓解痛风诸症。

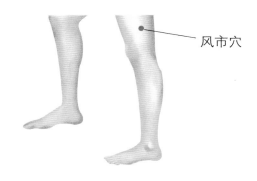

风市穴

### 【定位】

在大腿外侧部的中线上，当腘横纹上7寸。或直立垂手时，中指尖处。

### 【主治】

中风半身不遂、下肢痿痹、麻木、遍身瘙痒、脚气。

### 【功效】

祛风湿、通经络、止痹痛。

### 【日常保健】

» 按摩：

用拇指或中指指尖按揉风市穴2～3分钟，力度由轻至重再至轻，按摩至局部有酸胀感为宜，手法连贯。长期坚持，可改善下肢痿痹、腰腿疼痛等症状。

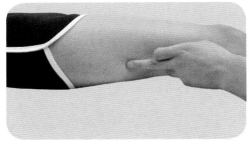

» 刮痧：

用面刮法从上向下刮拭下肢外侧风市穴，以微微出痧为度。长期坚持，可缓解各型痛风性关节炎的关节疼痛。

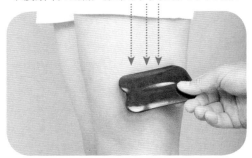

### 【配伍】

» 风市+阳陵泉+悬钟

风市配阳陵泉、悬钟，具有祛风除湿、通经络的作用，能缓解痛风性关节炎的游走性疼痛。

# 环跳穴

## 祛风化湿强腰膝

环跳穴是足少阳胆经的常用俞穴之一，穴在臀部，近髋关节，主下肢动作，是治疗腰腿疾病的重要穴位。痛风性关节炎多以腰腿症状为主，多为感受风寒湿邪所致，经常刺激环跳穴，可祛风化湿、强健腰膝，为广大患者减轻痛苦。

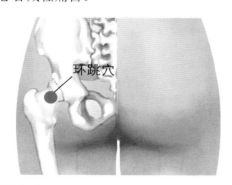

环跳穴

### 【定位】

在股外侧部，侧卧屈股，当股骨大转子最凸点与骶管裂孔连线的外 1/3 与中 1/3 交点处。

### 【主治】

腰胯疼痛、半身不遂、下肢痿痹、遍身风疹、挫闪腰疼、膝踝肿痛不能转侧。

### 【功效】

祛风化湿、强健腰膝。

### 【日常保健】

» 刮痧：

以面刮法从里向外刮拭环跳穴，出痧为度。长期坚持，可改善痛风性关节炎引起的下肢麻痹疼痛等症状。

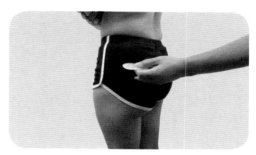

» 艾灸：

回旋灸。手执艾条以点燃的一端对准环跳穴，距离皮肤 1 ～ 3 厘米，左右方向平行往复或反复旋转施灸。每日灸 1 次，每次灸 5 ～ 10 分钟，灸至皮肤产生红晕为止。具有祛风化湿的功效。

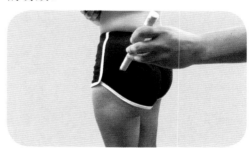

### 【配伍】

» 环跳+委中+悬钟

环跳配委中、悬钟，具有祛除风湿的作用，主治风寒湿邪导致的痛风性关节炎骨节痹痛。

# 筑宾穴

### ● 补肾排毒理下焦

筑宾既为肾经之穴，同时又为阴维脉之穴。宾通"膑"，此穴可坚膝股，故名筑宾。刺激筑宾穴能缓解痛风引起的脚弱无力、腿脚疼痛等。现代研究有言能散热降温，可用于治疗痛风性关节炎引起的发热。

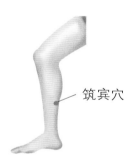

筑宾穴

## 【定位】

在小腿内侧，当太溪与阴谷的连线上，太溪上5寸，腓肠肌肌腹的内下方。

## 【主治】

癫狂、痫证、呕吐涎沫、疝痛、小儿脐疝、小腿内侧痛。

## 【功效】

理下焦、清神。

## 【日常保健】

» 按摩：

用拇指指尖由轻至重按揉筑宾穴2～3分钟，手法连贯，以穴位有酸胀感为度。1天1次，长期坚持，可帮助尿酸盐代谢，缓解痛风疼痛不适。

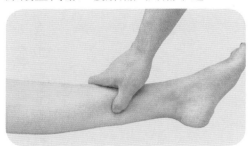

» 刮痧：

用刮痧板刮拭筑宾穴5～10分钟，力度由轻至重再至轻，刮至局部皮肤潮红出痧即可。1天1次，长期坚持，可治疗下肢痹痛等症状。

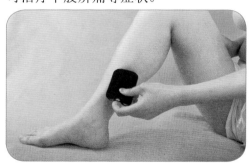

## 【配伍】

» 筑宾+膀胱俞+三阴交

筑宾配膀胱俞、三阴交，能调理下焦、清热利湿，主治尿赤尿痛、小便不利，可帮助尿酸盐排出。

# 大敦穴

### 调补肝肾止疼痛

大敦穴别名水泉、大顺，属足厥阴肝经，为肝经之井穴，治疗痛风性关节炎引起的足趾疼痛，其中尤以足大趾疼痛适宜。另外，大敦穴能调补肝肾，可用于治疗多种痛风并发症，如糖尿病、冠心病。

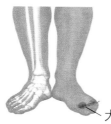
大敦穴

## 【定位】

在足大指末节外侧，距趾甲角 0.1 寸。

## 【主治】

疝气、缩阴、阴中痛、月经不调、血崩、尿血、癃闭、遗尿、淋疾、癫狂、痫证、少腹痛。

## 【功效】

调理肝肾、息风开窍、安神定痫、理血。

## 【日常保健】

» 按摩：

用拇指指尖掐按大敦穴 2～3 分钟，力度由轻至重再至轻，手法连贯。长期坚持，可缓解痛风的足大趾肿痛不适等，操作时应注意避免指甲掐破皮肤。

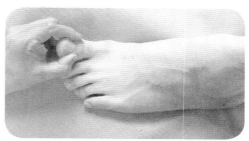

» 刮痧：

用刮痧板刮拭大敦穴 5～10 分钟，力度由轻至重再至轻，刮至局部皮肤潮红出痧即可。1 天 1 次，长期坚持，可用于治疗痛风性关节炎的下肢痹痛等症状。

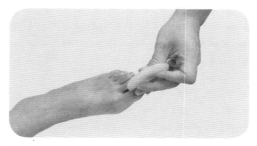

## 【配伍】

» 大敦+太冲

大墩配太冲，具有清利下焦、舒肝养血的作用，能够用于治疗痛风日久脚软无力，足趾拘挛疼痛的症状。

# 膈俞穴

## ●━━━ 活血通脉能止痛

膈俞穴是足太阳膀胱经的常用俞穴之一，又是八会穴之血会。经常刺激本穴，不仅具有活血化瘀的作用，还兼能养血生血、健脾补心。古代医学家李中梓言："治风先治血，血行风自灭"。因此，痛风脉络瘀阻型可用此穴治疗，使脉络得通、精血充足、筋骨得养，通则不痛。

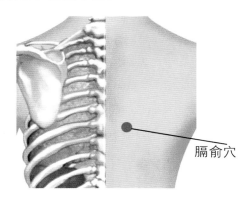

膈俞穴

### 【定位】

在背部，当第 7 胸椎棘突下，旁开 1.5 寸。

### 【主治】

呕吐、呃逆、气喘、咳嗽、吐血、潮热、盗汗。

### 【功效】

理气宽胸、活血通脉。

### 【日常保健】

» 按摩：

双手拇指指腹分别按揉两侧的膈俞穴。按揉的手法要均匀、柔和，以局部有酸痛感为佳。早晚各 1 次，每次按揉 2～3 分钟。长期坚持，能够治疗痛风脉络瘀阻症。

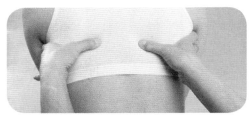

» 艾灸：

手执艾条以点燃的一端对准膈俞穴，距离皮肤 1.5～3 厘米，左右方向平行往复或反复旋转施灸，以感到施灸处温热、舒适为度。每日灸 1～2 次，每次灸 15～20 分钟，灸至皮肤产生红晕为止。具有行气解郁、散热活血的功效。

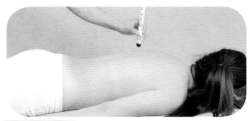

### 【配伍】

» 膈俞+委阳

膈俞配委阳，具有养血和营、舒筋活络的作用，缓解痛风下肢痿痹、脉络瘀阻之疼痛。

# 脾俞穴

## 促进消化减嘌呤

脾俞属足太阳膀胱经，为脾之背俞穴，内应脾脏，为脾经经气转输之处，善利脾脏水湿。刺激该穴可增强脾脏的运化功能，促进消化吸收，减少游离的嘌呤，并能减少血液中的血糖，主治脾的病症，且脾主四肢，因此此穴尤适用于痛风并发糖尿病者，或痛风日久病见脾胃虚弱者。

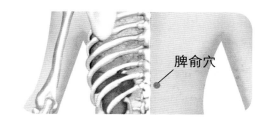

脾俞穴

### 【定位】

在背部，当第 11 胸椎棘突下，旁开 1.5 寸。

### 【主治】

腹胀、黄疸、呕吐、泄泻、痢疾、便血、水肿、背痛。

### 【功效】

健脾和胃、利湿升清。

### 【日常保健】

» 按摩：

用双手拇指指腹按揉脾俞穴 100 ~ 200 次，力度适中，手法连贯。每天坚持，能够促进消化功能，为痛风患者补充营养。

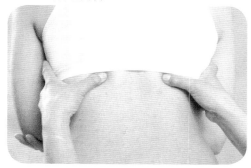

» 艾灸：

手执艾条以点燃的一端对准脾俞穴，距离皮肤 1.5 ~ 3 厘米处施灸。每日灸 1 次，每次灸 3 ~ 15 分钟。具有健脾补心的功效。

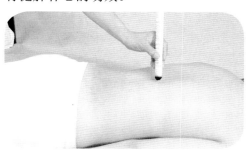

### 【配伍】

» 脾俞＋膈俞＋承筋

脾俞配膈俞、承筋，具有补血活血、通脉活络，可用于脉络瘀阻的痛风性关节炎的疼痛不适。

# 腰阳关穴

## 祛寒除湿止痹痛

腰阳关穴属奇经八脉之督脉，位于腰部，是督脉上元阴、元阳的相交点，是阳气通行的关隘。痛风是由于风寒湿邪阻滞经络导致经络不通，阳气无法通达全身，便出现全身上下骨节的疼痛。刺激腰阳关穴，阳气顺行而上，就能缓解痛风骨节痹痛的症状。

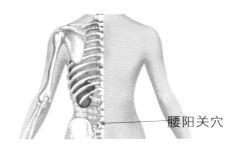

腰阳关穴

【定位】

在腰部，当后正中线上，第4腰椎棘突下凹陷中。

【主治】

腰骶疼痛、下肢痿痹、月经不调、赤白带下、遗精、阳痿、便血。

【功效】

祛寒除湿、舒筋活络。

【日常保健】

» 按摩：

用拇指指腹揉按腰阳关穴2～3分钟，力度适中。每天坚持按摩，可治疗坐骨神经痛、腰腿痛等病症。

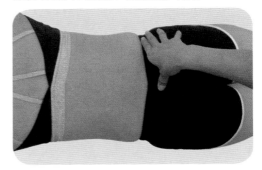

» 刮痧：

以面刮法刮拭腰阳关穴，力度微重，以出痧为度。经常刮拭，可驱散寒邪。

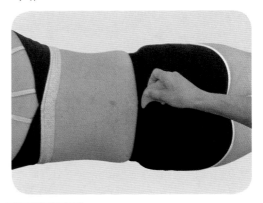

【配伍】

» 腰阳关+次髎+委中

腰阳关配次髎、委中，具有强健腰膝、祛除湿浊的作用，预防泌尿系统结石，缓解痛风性关节炎的腰腿疼痛。

# 大椎穴

## ⌇ 舒筋又活血

大椎穴属奇经八脉之督脉，是督脉与十二正经中所有阳经的交汇点，总督一身之阳，故本穴可清阳明之里，启太阳之开，和解少阳以驱邪外出而主治全身热病及外感之邪，使阳气得通，经脉不失温煦，起到祛寒、燥湿、散热的作用，适用于痛风的多种证型。

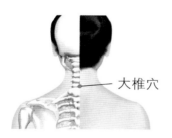

————— 大椎穴

## 【定位】

在后正中线上，第 7 颈椎棘突下凹陷中。

## 【主治】

热病、疟疾、咳嗽、喘逆、骨蒸潮热、项强、肩背痛、腰脊强、角弓反张、小儿惊风、癫狂痫证、五劳虚损、七伤乏力、中暑、霍乱、呕吐、黄疸、风疹。

## 【功效】

清热解表、截疟止痫。

## 【日常保健】

» 按摩：

用拇指指腹揉按大椎穴 100 ～ 200 次，力度由轻至重再至轻，手法连贯。每天坚持，可防治骨节疼痛等病症。

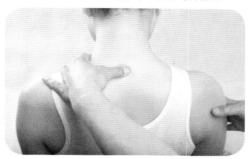

» 艾灸：

宜采用回旋灸。手执艾条以点燃的一端对准大椎穴，距离皮肤 1.5 ～ 3 厘米，以感到施灸处温热、舒适为度。具有提高机体细胞免疫力的功效。

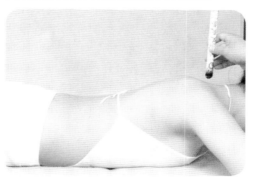

## 【配伍】

» 大椎+长强

大椎配长强，具有通调督脉，调节全身阳气的作用，能够缓解痛风一身上下之骨节疼痛不适。

# 肾俞穴

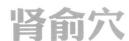

## 强壮肾气强筋骨

肾俞穴属足太阳膀胱经，为肾之背俞穴，善于外散肾脏之热，培补肾元。肾藏精，精血是生命的根本，刺激肾俞穴能促进肾脏的血流量，改善肾脏的血液循环，达到强肾护肾的目的。肾主骨，肾精充足，则骨髓得养，能预防和缓解痛风诸症。

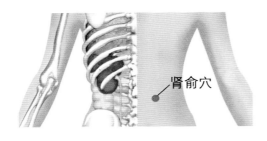

肾俞穴

## 【定位】

在腰部，当第2腰椎棘突下，旁开1.5寸。

## 【主治】

遗尿、遗精、阳痿、月经不调、白带、水肿、耳鸣、耳聋、腰痛。

## 【功效】

益肾助阳、强腰利水。

## 【日常保健】

» 按摩：

用拇指按揉肾俞穴100～200次，力度适中，手法连贯，按至局部有酸胀感为宜。每天坚持，能够缓解痛风腰膝酸软、下肢无力、疼痛不适的症状。

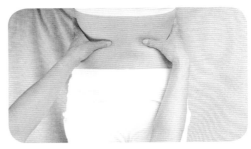

» 艾灸：

手执艾条以点燃的一端对准肾俞穴，距离皮肤1.5～3厘米，左右方向平行往复或反复旋转施灸，以感到施灸处温热、舒适为度。灸至皮肤产生红晕为止。具有滋阴补肾的功能。

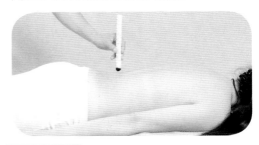

## 【配伍】

» 肾俞+关元+三阴交

肾俞配关元、三阴交，具有温补元阳、健运利湿的作用，能够促进水液与尿酸盐代谢，主治小便不利。

# 肩髃穴

## 疏散风热利关节

肩髃穴为手阳明大肠经重要穴位之一，是手阳明大肠经与阳跷脉相交之会，故疏经活络、通利关节的作用甚强，为治疗肩部疼痛及上肢痛、麻、凉、瘫诸疾要穴。刺激此穴位，能使经脉得通、关节得利，可缓解痛风性关节炎的肩肘关节疼痛。

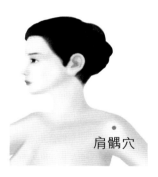

肩髃穴

【定位】

在臂外侧，三角肌上，臂外展，或向前平伸时，当肩峰前下方向凹陷处。

【主治】

肩臂挛痛不遂、瘾疹、瘰病。

【功效】

通经活络、疏散风热。

【日常保健】

» 按摩：

按揉肩髃能改善动脉的弹性，增加肢体的血液循环，使血管流量增加、血管周围阻力减小，平时多用手掌大鱼际处搓搓肩髃或者用拇指指腹点揉肩髃，可预防关节炎。

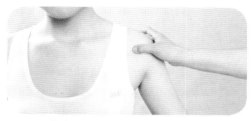

» 艾灸：

宜采用温和灸。施灸时，手执艾条以点燃的一端对准肩髃穴，距离皮肤1.5～3厘米，以感到施灸处温热、舒适为度。每日灸1～2次，每次灸10～15分钟。具有通经活络、疏散风热的功效。

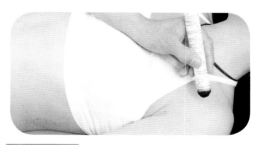

【配伍】

» 肩髃+手三里+肩髎

肩髃配手三里、肩髎，具有通利关节的作用，可用于治疗痛风引致的上肢关节疼痛、屈伸不利。

# 肩井穴

## 颈肩酸痛的救星

肩井穴是足少阳胆经的常用俞穴之一，长时间的工作，加之缺乏运动，肩膀不时会酸胀疼痛，甚至手臂都不能弯曲。刺激该穴能改善肩肘部血液循环，使僵硬的肩膀逐渐得到放松，疼痛之感一扫而光。

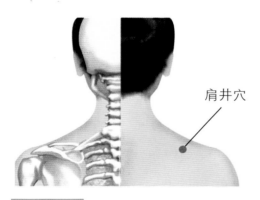

肩井穴

【定位】

在肩上，前直乳中，当大椎与肩峰端连线的中点上。

【主治】

肩背痹痛、手臂不举、颈项强痛、乳痈、中风、瘰疬、难产、诸虚百损。

【功效】

祛风清热、活络消肿。

【日常保健】

» 按摩：

用拇指指腹按揉肩井穴，3～5分钟，力度由轻至重再至轻，按摩至局部有酸胀感为宜，手法连贯。长期坚持，可改善痛风日久肩部酸痛、肩肘关节屈伸不利。

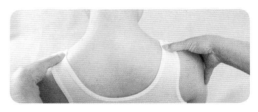

» 艾灸：

采用温和灸法。被施灸者俯卧，施灸者手执艾条以点燃的一端对准施灸部位，距离皮肤1.5～3厘米，以感到施灸处温热、舒适为度。每日灸1～2次，每次10～15分钟。具有祛风清热，活络消肿的功效。

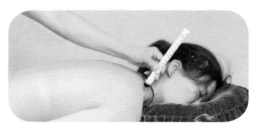

【配伍】

» 肩井+曲池

肩井配曲池，具有清热通络的作用，能够缓解风热型痛风性关节炎的肩肘关节疼痛不适。

# 命门穴

## 培元固本强腰膝

命门穴属奇经八脉之督脉，古称命门为"水火之府，为阴阳之宅，为精气之海，为死生之窦"，又言"命门中乎两肾"，故命门穴能温补元阳、补肾培元而强腰膝、补筋骨，缓解痛风久病的下肢痿弱、脚软无力、腰膝疼痛，尤适用于肾虚型痛风和寒湿性痛风。

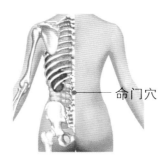
——命门穴

### 【定位】

在腰部，当后正中线上，第2腰椎棘突下凹陷中。

### 【主治】

虚损腰痛、脊强反折、遗尿、尿频、泄泻、遗精、白浊、阳痿、早泄、赤白带下、胎屡堕、五劳七伤、头晕耳鸣、癫痫、惊恐、手足逆冷。

### 【功效】

培元固本、强健腰膝。

### 【日常保健】

» 按摩：

用拇指揉按命门穴100～200次，力度先由轻至重，再由重至轻，手法连贯，以局部有酸麻胀感为宜。长期坚持，可治疗脾肾阳虚型痛风性关节炎。

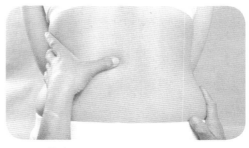

» 艾灸：

手执艾条以点燃的一端对准命门穴，距离皮肤1.5～3厘米，以感到施灸处温热、舒适为度。每日灸1次，每次灸10～20分钟。具有固本温中、滋阴降火的功效。

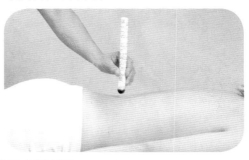

### 【配伍】

» 命门+大椎+膈俞

命门配大椎、膈俞，具有活血养血的作用，可治疗老年痛风患者的久病气虚、贫血等。

# 水道穴

## 利水通淋止疼痛

水道穴为足阳明胃经经穴。水道有通调水道的作用，刺激此穴能促进水液代谢，通过水液代谢带走人体的废物，起到"平治与权衡"之功，使脉络得通，阳气布达周身，从而使痛风的"不通则痛"与"不荣则痛"均得到缓解。

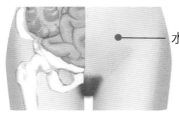

水道穴

### 【定位】

在下腹部，当脐中下 3 寸，距前正中线 2 寸。

### 【主治】

小腹胀满、小便不利、痛经、不孕、疝气。

### 【功效】

清热解毒、解痉止痛、通经活络。

### 【日常保健】

» 按摩：

用双手拇指指腹或大鱼际揉按水道穴，每次 50 下左右，对湿热下注之小便淋漓涩痛，或小便不利、小腹胀痛、腹水等也有很好的治疗效果。长期坚持，可帮助尿酸盐代谢。

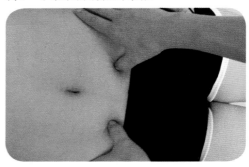

» 刮痧：

用面刮法刮拭双侧水道穴，可不出痧。长期坚持，可治疗小便不利，减少尿酸盐在体内的沉积。

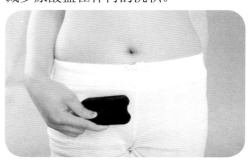

### 【配伍】

» 水道+膀胱俞

水道配膀胱俞，能补益肺气、利尿通便，减少尿酸盐在体内的沉积，缓解痛风的关节痹痛。

# 第五章

辨证理疗，
从此告别痛风

中医将本病归属"痹证""历节"等范畴。中医认为外邪侵袭、脾胃虚弱、饮食不节是主要病因。如感受湿热之邪，或寒湿之邪化热，闭阻经络关节而致病。脾胃虚弱，则运化失司，湿浊内生，日久化热，流注经脉为病。长期恣食膏粱厚味，损伤脾胃，脾虚生湿化热，湿热之邪痹阻脉络则为病。

痛风在急性期治疗以祛邪为主，用清热利湿、祛风除湿等法；慢性期治疗以扶正祛邪为主，用补益肝肾、健脾益气等法。痛风中医辨证分型可以分为湿热痹阻、风寒湿痹、痰瘀阻滞、寒热错杂、脾肾阳虚、肝肾阴虚型6种。

# 湿热痹阻型

## 主要症状

突然发生的关节痛、热、红、肿和屈伸不利。疼痛的性质多数是灼痛，痛处拒按，局部皮肤灼热、潮红。如有痛风石，大多在皮下可扪到。全身症状有口干、口苦，而全身发热恶寒并不多见，舌红或绛，舌苔黄腻或白腻，脉洪数或滑数。

## 证候分析

由于湿邪入里化热，或素体阳升，内有蕴热，湿热交蒸而致。

## 治疗原则

清热利湿、通络止痛。

## 对症良方

**宣痹汤加减**

药物：防己、北杏仁、连翘、法半夏、蚕沙、栀子各10克，滑石、薏苡仁各30克、赤小豆15克。

加减：津亏者、加石斛、芦根之类；热重者，加黄芩、石膏、银花藤；气虚者，加黄芪、云苓；湿重者，加桑枝、萆薢；肥胖痰多者，加浙贝母、瓜蒌皮；痛甚者，加田七、五灵脂。

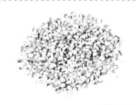
薏苡仁

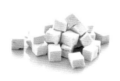
茯苓

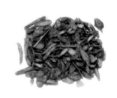
黄芩

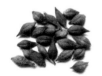
连翘

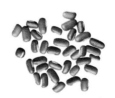
赤小豆

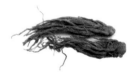
当归

## 按摩疗法

### 按揉曲池穴

【定位】该穴位于肘横纹外侧端，屈肘时当尺泽与肱骨外上髁连线中点。

【功效】疏风清热、降低血压。

【按摩】用拇指按顺时针方向按揉曲池穴约2分钟，然后按逆时针方向按揉约2分钟，左右手交替进行，以局部出现酸、麻、胀感为佳。

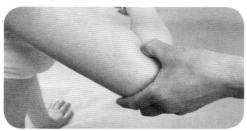

### 按揉阳陵泉穴

【定位】该穴位于小腿外侧，当腓骨头前下方凹陷处。

【按摩】用拇指指腹按顺时针方向按揉阳陵泉穴约2分钟，然后按逆时针方向按揉约2分钟，以局部出现酸、麻、胀感觉为佳。

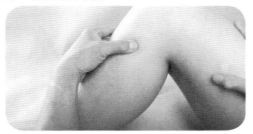

### 按揉三阴交穴

【定位】该穴位于小腿内侧，当足内踝尖上3寸，胫骨内侧缘后方。

【功效】健脾益血、调肝补肾、安神。

【按摩】用拇指按顺时针方向按揉三阴交穴约2分钟，然后按逆时针方向按揉约2分钟，以局部出现酸、麻、胀感觉为佳。

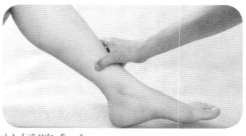

### 按揉脾俞穴

【定位】该穴位于背部，当第11胸椎棘突下，旁开1.5寸。

【功效】健脾和胃、利湿升清。

【按摩】用两手拇指按在脾俞穴上，其余四指附着在肋骨上，按揉约2分钟；或捏空拳揉擦脾俞穴30～50次，擦至局部有热感为佳。

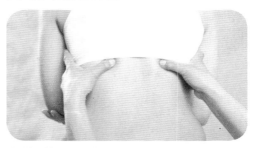

专家解析

　　曲池、阳陵泉、三阴交、脾俞四穴合用，能共奏清利邪热、调理气血、祛风湿、利关节之功。

## 刮痧疗法

### 刮拭三阴交穴

【定位】位于小腿内侧，当足内踝尖上3寸，胫骨内侧缘后方。

【刮拭】以面刮法从上向下刮拭下肢三阴交穴，力度适中，以局部皮肤潮红出痧为度。

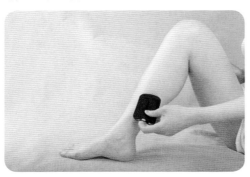

### 刮拭昆仑穴

【定位】位于外踝后方，当外踝尖与跟腱之间的凹陷处。

【刮拭】以点按法按揉昆仑穴，以局部皮肤潮红出痧为度。

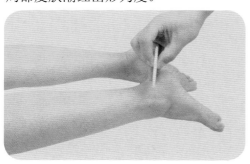

### 刮拭丘墟穴

【定位】位于足外踝的前下方，当趾长伸肌腱的外侧凹陷处。

【刮拭】以平面按揉法按揉足部双侧丘墟穴，以局部皮肤潮红出痧为度。

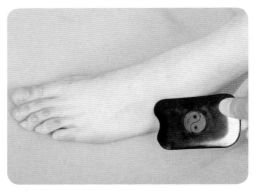

### 刮拭膝眼穴

【定位】位于髌韧带两侧凹陷处；内侧的称内膝眼，外侧的称外膝眼。

【刮拭】用点按法点按双膝膝眼穴，以局部皮肤潮红出痧为度。

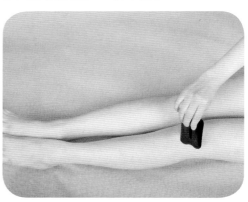

专家解析

刮拭以上四穴，可祛湿散邪、疏利关节，使湿热邪气从皮毛肌腠排出，从而缓解痛风的疼痛不适。

# 风寒湿痹型

## 主要症状

症见关节肿痛，屈伸不利，或见局部皮下结节、痛风石。伴关节喜温，肢体重着，麻木不仁，小便清长，大便溏薄。舌淡红，苔薄白，脉象弦紧或濡缓。

## 证候分析

由于正气不足，风寒湿邪乘虚侵入，阻滞经络，痹阻不通而致。

## 治疗原则

温经散寒、祛风化湿、止痛。

## 对症良方

### 桂枝乌头汤加减

【组成】制川乌、麻黄、附片、桂枝、防风各 9 克，白芍、白术、防己各 12 克、黄芪 15 克、甘草 6 克。随症加减：伴拇指关节紫黯、或有痛风结节者，加桃仁、红花各 9 克，乳香、没药各 6 克，以活血通络散结。

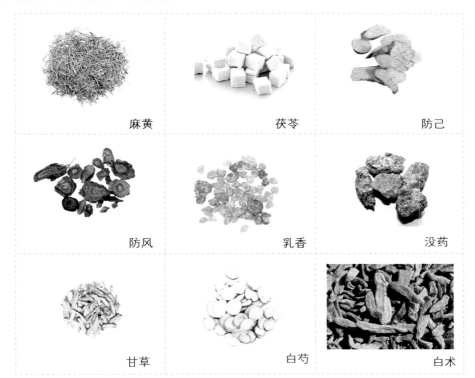

麻黄　　　　茯苓　　　　防己

防风　　　　乳香　　　　没药

甘草　　　　白芍　　　　白术

# 按摩疗法

## 按揉阳陵泉穴

【定位】该穴位于膝盖斜下方，小腿外侧之腓骨小头稍前凹陷中。

【按摩】用拇指按顺时针方向按揉阳陵泉穴约2分钟，然后按逆时针方向按揉约2分钟，以局部出现酸、麻、胀感觉为佳。

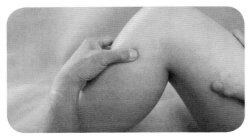

## 点揉承山穴

【定位】该穴位于小腿后面正中，委中与昆仑之间，当伸直小腿或足跟上提时腓肠肌肌腹下出现尖角凹陷处。

【按摩】用两手拇指端点按两侧承山穴，力度以稍感酸痛为宜，一压一松为1次，连做10～20次。

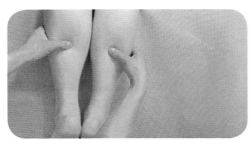

## 点揉承筋穴

【定位】位于小腿后面，当委中与承山的连线上，腓肠肌肌腹中央，委中下5寸。

【按摩】用两手拇指端点按两侧承筋穴，力度以稍感酸痛为宜，一压一松为1次，连做10～20次。

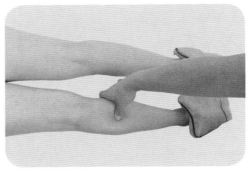

## 推按昆仑穴

【定位】该穴位于脚踝外侧，在外踝顶点与脚跟相连线的中央点。

【按摩】用拇指指腹推按昆仑穴自上而下2分钟，以局部出现酸、麻、胀感觉为佳。

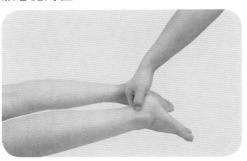

专家解析

　　按摩以上四穴，能固护下肢，增强下肢的肌肉能力，并能清利湿热，缓解疼痛不适。

## 刮痧疗法

### 刮拭行间穴

【定位】位于足背侧，当第1、第2趾间，趾蹼缘的后方赤白肉际处。

【刮拭】用垂直按揉法按揉足背部行间穴，力度适中，以局部皮肤潮红出痧为度。

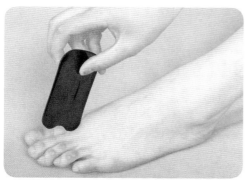

### 刮拭委阳穴

【定位】位于腘横纹外侧端，当股二头肌腱的内侧。

【刮拭】用面刮法刮拭下肢委阳穴，力度适中，以局部皮肤潮红出痧为度。

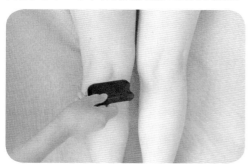

### 刮拭承筋穴

【定位】位于小腿后面，当委中与承山的连线上，腓肠肌肌腹中央，委中下5寸。

【刮拭】用面刮法自上而下刮拭承筋穴，力度适中，以局部皮肤潮红出痧为度。

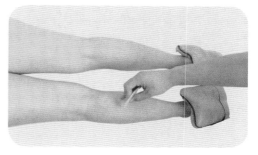

### 刮拭承扶穴

【定位】位于大腿后面，臀下横纹的中点。

【刮拭】以面刮法由里而外刮拭承扶穴，力度适中，以局部皮肤潮红出痧为度。

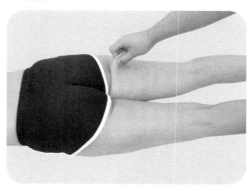

专家解析

刮拭以上四穴，具有祛风散寒除湿、柔筋止痛的作用，可缓解此症型痛风性关节炎的疼痛不适。

# 痰瘀阻滞型

## 主要症状

突然发病，但不如热痹型发病急剧，关节痛、肿、热、红。屈伸不利，烧灼感较热痹型轻。皮肤潮红亦不如热痹型明显。关节肿较热痹型散漫，多数可扪到结石，多数无全身恶寒发热而有头痛身重。舌暗晦或有瘀斑。舌苔黄白薄或白腻，脉缓或涩。

## 证候分析

由于久病体弱，痹阻经络，气血不通，痰瘀交结于关节而致。

## 治疗原则

除痰去湿，化瘀通络。

## 对症良方

### 除痰通络汤

【组成】浙贝母、白芥子、桃仁、赤芍、蒲黄、玄胡各10克，茯苓、银花藤、防己各15克，薏苡仁、桑枝各30克，加减：有热者，加黄芩、连翘；湿重者，加萆薢、木通；瘀重者，加田七、红花；痰多者，加瓜蒌仁、浮海石。

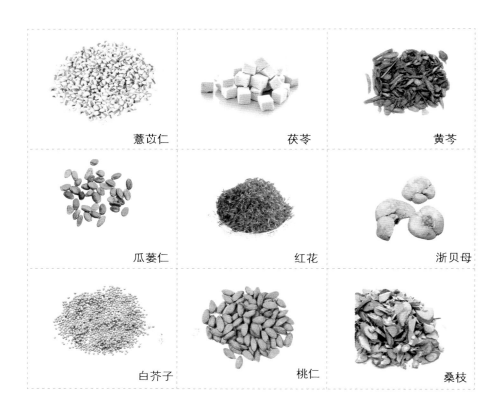

薏苡仁　　茯苓　　黄芩

瓜蒌仁　　红花　　浙贝母

白芥子　　桃仁　　桑枝

## 按摩疗法

### 按揉中脘穴

【定位】该穴位于上腹部，前正中线上，当脐中上4寸。

【按摩】用中指指腹按压中脘穴约30秒，然后按顺时针方向按揉约2分钟，以局部出现酸、麻、胀感觉为佳。

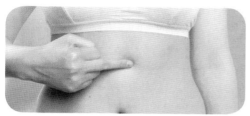

### 按揉足三里穴

【定位】该穴位于外膝眼下3寸，距胫骨前嵴1横指，当胫骨前肌上。

【按摩】用拇指按顺时针方向按揉足三里穴约2分钟，然后按逆时针方向按揉约2分钟，以局部出现酸、麻、胀感觉为佳。

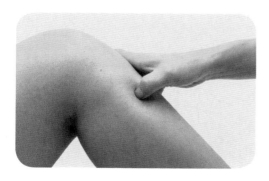

### 掐按大敦穴

【定位】该穴位于足大趾末节外侧，距趾甲角0.1寸。

【按摩】用拇指指甲掐按大敦穴3分钟，以出现酸、麻、胀感觉为佳。

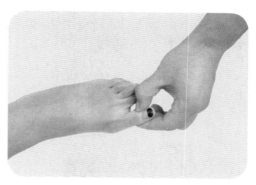

### 按揉曲泉穴

【定位】该穴位于膝内侧横纹头上方，半腱肌、半膜肌止端的前缘凹陷处。

【按摩】用拇指按揉曲泉穴3分钟，以出现酸、麻、胀感觉为佳。

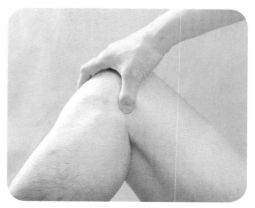

专家解析

按摩以上四穴，具有健脾化湿、化痰通络的作用，可缓解此症型痛风性关节炎的身体沉重不适、疼痛麻木。

## 刮痧疗法

### 刮拭丰隆穴

【定位】位于小腿前外侧，外踝尖上8寸，条口穴外，距胫骨前缘2横指（中指）。

【刮拭】用面刮法刮拭下肢丰隆穴，力度适中，以局部皮肤潮红出痧为度。

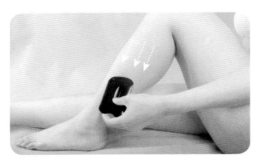

### 刮拭足三里穴

【定位】位于小腿前外侧，当犊鼻下3寸，距胫骨前缘1横指（中指）。

【刮拭】用面板法从上向下刮拭足三里穴，力度适中，以局部皮肤潮红出痧为度。

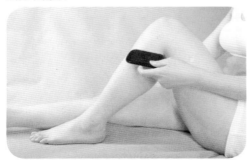

### 刮拭委阳穴

【定位】位于腘横纹外侧端，当股二头肌腱的内侧。

【刮拭】用面刮法刮拭下肢委阳穴，力度适中，以局部皮肤潮红出痧为度。

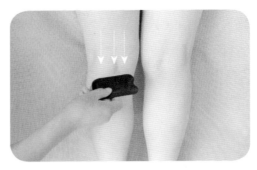

### 刮拭秩边穴

【定位】位于臀部，平第4骶后孔，骶正中嵴旁开3寸。

【刮拭】用角刮法刮拭秩边穴，力度适中，以局部皮肤潮红出痧为度。

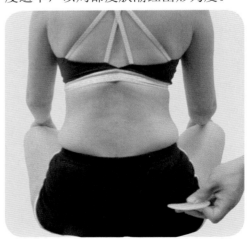

专家解析

刮拭以上四穴，具有健脾化痰、升清降浊、通经活络的作用，可缓解此症型痛风的疼痛不适。

## 拔罐疗法

### 拔罐中脘穴

【定位】位于上腹部，前正中线上，当脐中上4寸位。

【拔罐】先把罐吸拔在中脘穴上，然后反复闪罐20次左右，以皮肤潮红发紫出现痧点为止。

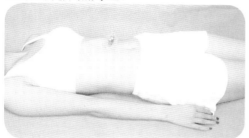

### 拔罐丰隆穴

【定位】位于小腿前外侧，外踝尖上8寸，条口穴外，距胫骨前缘2横指（中指）。

【拔罐】将罐吸拔在丰隆上，留罐10～15分钟。

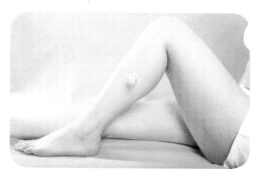

### 拔罐三阴交穴

【定位】位于小腿内侧，当足内踝尖上3寸，胫骨内侧缘后方。

【拔罐】将罐吸拔在三阴交穴上，留罐10分钟左右。

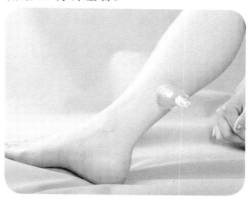

### 拔罐委中穴

【定位】位于腘横纹中点，当股二头肌肌腱与半腱肌肌腱的中间。

【拔罐】把罐吸拔于委中穴上，留罐15～20分钟。

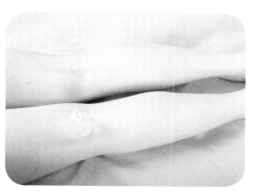

专家解析

拔罐以上四穴，具有通经活络、化痰除湿的作用，可缓解此症型痛风的疼痛不适。

# 寒热错杂型

## 主要症状

　　寒热错杂型痛风，是指风、寒、湿、热之邪往往相互为虐，方能成病。风为阳邪开发腠理，又具穿透之力，寒借此力内犯，风又借寒凝之机，使邪附病位，而成伤人致病之基。湿邪借风邪的疏泄之力，而入侵筋骨肌肉，风寒又借湿邪之性，黏着、胶固与肢体而不去。风热均为阳邪，风胜则化热，热盛则生风，狼狈相因，开泄腠理而让湿入，又因湿而胶固不解。诸邪瘀滞日久，即会化热，生成寒热错杂之象。

## 证候分析

　　肢体关节红肿疼痛，疼痛游走不定，屈伸不利，或恶风，或恶寒，有热感，口渴不喜饮，兼见舌红，舌苔薄黄。

## 治疗原则

　　祛风除湿，通阳散寒，佐以清热。

## 对症良方

### 桂枝芍药知母汤方

　　桂枝、芍药、知母、麻黄、白术、防风、炮附子、黄芪、当归各9克，甘草6克，生姜、半夏各3克。此方为《金匮要略》的桂枝芍药知母汤方，此方直至现在，仍为有效治疗痹证的常选方药。

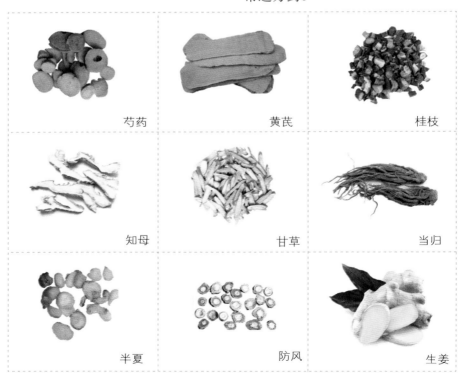

| 芍药 | 黄芪 | 桂枝 |
| 知母 | 甘草 | 当归 |
| 半夏 | 防风 | 生姜 |

## 按摩疗法

### 按揉大椎穴

【定位】该穴位于颈部下端，背部正中线上，第7颈椎棘突下凹陷中。

【按摩】用大拇指按顺时针方向按揉大椎穴约2分钟，然后按逆时针方向按揉约2分钟，以局部出现酸、麻、胀感觉为佳。

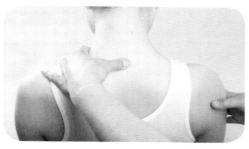

### 按揉曲池穴

【定位】该穴位于肘横纹外侧端，屈肘时当尺泽与肱骨外上髁连线中点。

【按摩】用拇指按顺时针方向按揉曲池穴约2分钟，然后按逆时针方向按揉约2分钟，左右手交替进行，以局部出现酸、麻、胀感为佳。

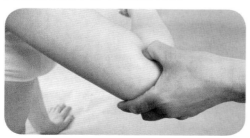

### 点按外关穴

【定位】该穴位于前臂背侧，当阳池与肘尖的连线上，腕背横纹上2寸，尺骨与桡骨之间。

【按摩】用拇指点按外关穴30秒，随即按顺时针方向按揉约1分钟，然后按逆时针方向按揉约1分钟，以局部出现酸、麻、胀感觉为佳。

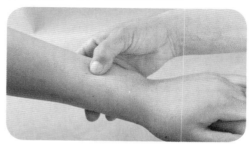

### 点揉委中穴

【定位】该穴位于膝盖后面腘横纹中点，当股二头肌腱与半腱肌肌腱的中间。

【按摩】用两手拇指端按压两侧委中穴，力度以稍感酸痛为宜，一压一松为1次，连做10～20次。

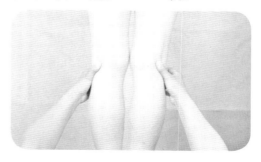

专家解析

按摩以上四穴，具有祛风散寒、清利邪热的作用，缓解此症型痛风。

## 刮痧疗法

### 刮拭委中穴

【定位】位于腘横纹中点，当股二头肌肌腱与半腱肌肌腱的中间。

【刮拭】以面刮法从上向下刮拭下肢委中穴，力度适中，以局部皮肤潮红出痧为度。

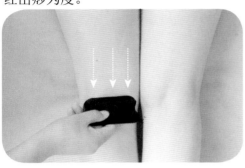

### 刮拭阴陵泉穴

【定位】位于小腿内侧，当胫骨内侧髁后下方凹陷处。

【刮拭】以面刮法刮拭阴陵泉穴，力度适中，以局部皮肤潮红出痧为度。

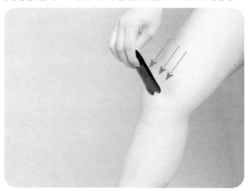

### 刮拭承山穴

【定位】位于小腿后面正中，委中与昆仑之间，当伸直小腿或足跟上提时腓肠肌肌腹下出现尖角凹陷处。

【刮拭】以面刮法从上向下刮拭承山穴，力度适中，以局部皮肤潮红出痧为度。

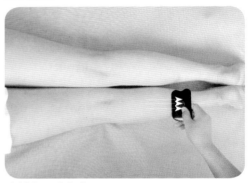

### 刮拭尺泽穴

【定位】位于肘横纹中，肱二头肌肌腱桡侧凹陷处。

【刮拭】重刮前臂尺泽穴，至皮肤发红、皮下紫色痧斑痧痕形成为止。

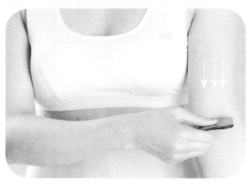

专家解析

刮拭以上四穴，具有清利邪热、通经活络、除湿止痛的作用，缓解此症型痛风的痹痛不适。

## 拔罐大椎穴

【定位】位于颈部下端，背部正中线上，第 7 颈椎棘突下凹陷中。

【拔罐】将罐吸拔在大椎穴上，留罐 10 分钟左右，以被拔罐部位充血，并有少量瘀血被拔出为度。

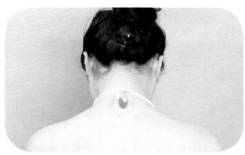

## 拔罐曲池穴

【定位】位于肘横纹的外侧端，屈肘时当尺泽与肱骨外上髁连线中。

【拔罐】把罐吸拔在曲池穴位上，留罐 10 分钟，以被拔罐部位充血，并有少量瘀血被拔出为度。

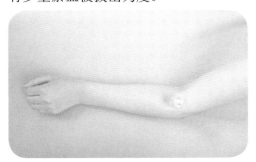

## 拔罐肾俞穴

【定位】位于腰部，当第 2 腰椎棘突下，旁开 1.5 寸。

【拔罐】把罐吸拔在肾俞穴上，留罐 10 ～ 15 分钟，注意观察罐皮肤变化，以皮肤充血为度。

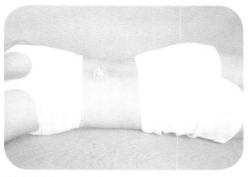

## 拔罐足三里穴

【定位】位于外膝眼下 3 寸，距胫骨前嵴 1 横指，当胫骨前肌上。

【拔罐】把罐吸拔在穴位上，留罐 10 ～ 20 分钟，至皮肤出现潮红或瘀血再起罐。

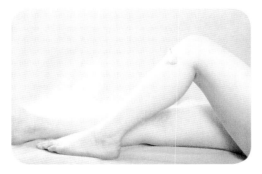

专家解析

拔罐以上四穴，具有温阳散寒、通经活络、散邪泄热的作用，缓解此症型痛风的痹痛不适。

# 脾肾阳虚型

## 主要症状

症见关节肿痛持续，肢体及面部浮肿。伴气短乏力，腰膝酸软，畏寒肢冷，纳呆呕恶，腹胀便溏。舌淡胖，苔薄白，脉象沉缓或沉细。

## 证候分析

由于素体阳虚，外邪侵入，迁延不愈，损伤脾肾而致。

## 治疗原则

健脾益肾，温阳散寒。

## 对症良方

### 右归丸加减

【组成】

熟地黄、山药、菟丝子各 15 克，山茱萸、附片各 10 克，枸杞子、杜仲、白术、党参各 12 克，肉桂粉 2 克（兑服），黄芪 20 克，炙甘草 3 克。随症加减：尿路结石者，加金钱草 20 克，海金砂（包煎）、冬葵子各 10 克、琥珀粉 3 克（兑服）、鸡内金 9 克，以清利排石。纳少，便溏者，加干姜 5 克、木香 6 克、砂仁 3 克（后下），以温运脾阳。

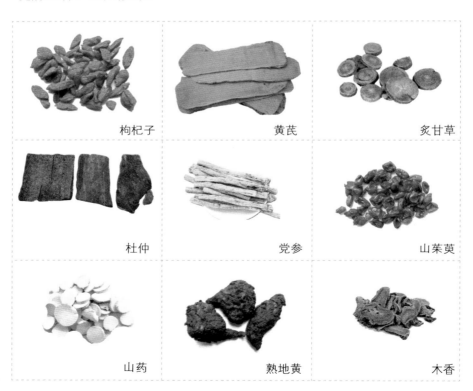

枸杞子

黄芪

炙甘草

杜仲

党参

山茱萸

山药

熟地黄

木香

## 按摩疗法

### 按揉关元穴

【定位】该穴位于脐中下3寸，腹中线上，仰卧取穴。

【按摩】用拇指指腹轻轻点按关元穴约2分钟，以局部有温热的感觉并持续向腹部渗透为有效。

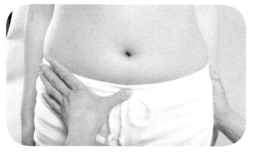

### 按揉肾俞穴

【定位】该穴位于腰部，当第2腰椎棘突下，旁开1.5寸。

【按摩】用双手拇指按压肾俞穴1分钟，再按顺时针方向按揉约1分钟，然后按逆时针方向按揉约1分钟，以局部出现酸、麻、胀感觉为佳。

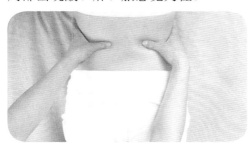

### 掐按大敦穴

【定位】该穴位于足大趾末节外侧，距趾甲角0.1寸。

【按摩】用拇指指甲掐按大敦穴3分钟，以出现酸、麻、胀感觉为佳。

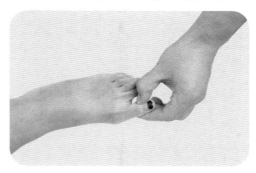

### 按揉命门穴

【定位】该穴位于腰部，当后正中线上，第2腰椎棘突下凹陷处。

【按摩】用拇指指腹按顺时针方向按揉命门穴约2分钟，然后按逆时针方向按揉约2分钟，以局部出现酸、麻、胀感觉为佳。

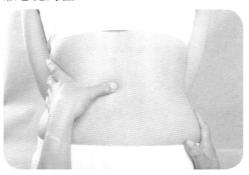

专家解析

　　按摩以上四穴，具有温肾暖脾、温阳散寒、通利关节的作用，缓解此症型痛风的痹痛不适。

## 刮痧疗法

### 刮拭腰阳关穴

【定位】位于腰部，当后正中线上，第 4 腰椎棘突下凹陷中。

【刮拭】用面刮法刮拭腰阳关穴，以皮肤局部潮红，微微出痧为度。

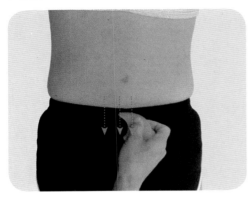

### 刮拭膈俞穴

【定位】位于背部，当第 7 胸椎棘突下，旁开 1.5 寸。

【刮拭】用面刮法刮拭背部双侧膈俞穴，以皮肤局部潮红，微微出痧为度。

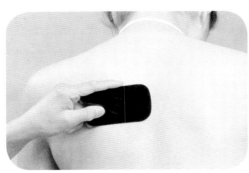

### 刮拭中极穴

【定位】位于下腹部，前正中线上，当脐中下 4 寸。

【刮拭】以面刮法刮拭中极穴，以皮肤局部潮红，微微出痧为度。

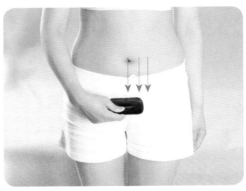

### 刮拭复溜穴

【定位】位于小腿内侧，太溪直上 2 寸，跟腱的前方。

【刮拭】以面刮法刮拭复溜穴，以皮肤局部潮红，微微出痧为度。

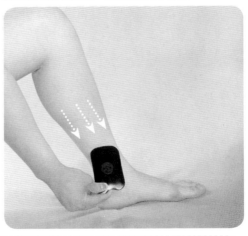

专家解析

　　刮拭以上四穴，具有祛寒散邪、补肾强腰、通经活络的作用，缓解此症型痛风的痹痛不适。

## 艾灸疗法

### 灸关元穴

【定位】该穴位于脐中下 3 寸，腹中线上，仰卧取穴。

【艾灸】手执艾条以点燃的一端对准关元穴，距离皮肤 1.5～3 厘米，左右方向平行往复或反复旋转施灸，以感到施灸处温热、舒适为度，灸 10～15 分钟。

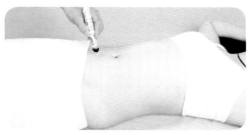

### 灸肾俞穴

【定位】该穴位于腰部，当第 2 腰椎棘突下，旁开 1.5 寸。

【艾灸】手执艾条以点燃的一端对准肾俞穴，距离皮肤 1.5～3 厘米，以感到施灸处温热、舒适为度，灸 10～15 分钟。

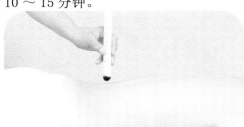

### 灸足三里穴

【定位】该穴位于外膝眼下 3 寸，距胫骨前嵴 1 横指，当胫骨前肌上。

【艾灸】点燃艾条对准足三里穴，距离皮肤 1.5～3 厘米，以感到施灸处温热、舒适为度，灸 10～15 分钟。

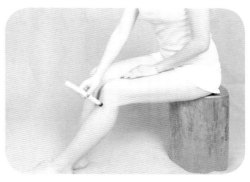

### 灸脾俞穴

【定位】该穴位于背部，当第 11 胸椎棘突下，旁开 1.5 寸。

【艾灸】手执艾条以点燃的一端对准脾俞穴，距离皮肤 1.5～3 厘米，以感到施灸处温热、舒适为度，灸 10～15 分钟。

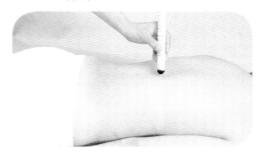

专家解析

艾灸以上四穴，具有温通经脉、温阳散寒、补益脾肾的作用，缓解此症型痛风的痹痛不适。

# 肝肾阴虚型

## 主要症状

症见关节疼痛，反复发作，日久不愈，时轻时重，或关节变形，可见结节，屈伸不利。伴腰膝酸软，耳鸣口干，肌肤麻木不仁，神疲乏力，面色潮红。舌干红，苔薄黄燥，脉弦细或细数。

## 证候分析

由于久病伤津，阴液匮乏，不能滋养肝肾，邪居筋骨而致。

## 治疗原则

补肝益肾，祛风除湿。

## 对症良方

**独活寄生汤加减**

【组成】独活9克，桑寄生、白芍、熟地黄、杜仲、牛膝、龟甲、鳖甲、菟丝子、女贞子、伸筋草各6克。

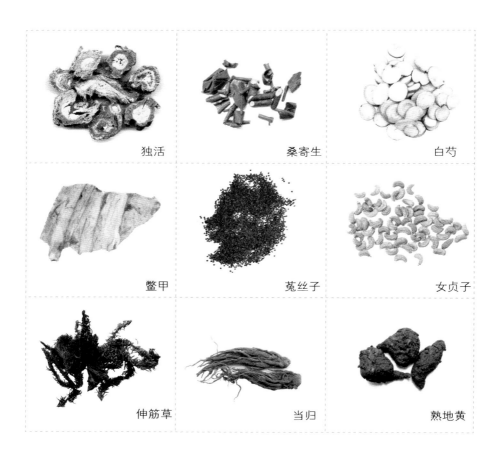

独活　　　　　　桑寄生　　　　　　白芍

鳖甲　　　　　　菟丝子　　　　　　女贞子

伸筋草　　　　　当归　　　　　　熟地黄

## 按摩疗法

### 按揉足三里穴

【定位】该穴位于外膝眼下 3 寸，距胫骨前嵴 1 横指，当胫骨前肌上。

【按摩】用拇指按顺时针方向按揉足三里穴约 2 分钟，然后按逆时针方向按揉约 2 分钟，以局部出现酸、麻、胀感觉为佳。

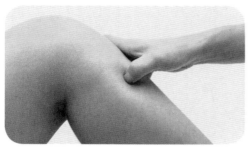

### 按揉肝俞穴

【定位】该穴位于背部，当第 9 胸椎棘突下，旁开 1.5 寸。

【按摩】用两手拇指指腹按顺时针方向按揉肝俞穴约 2 分钟，然后按逆时针方向按揉约 2 分钟，以局部出现酸、麻、胀感觉为佳。

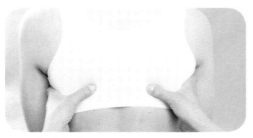

### 点按太冲穴

【定位】该穴位于足背侧，第 1、第 2 趾跖骨连接部位中。

【按摩】用拇指点按太冲穴大约 30 秒，按顺时针方向按揉约 1 分钟，然后按逆时针方向按揉约 1 分钟，以局部出现酸、麻、胀感为佳。

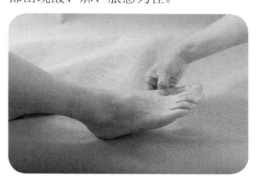

### 按揉肾俞穴

【定位】该穴位于腰部，当第 2 腰椎棘突下，旁开 1.5 寸。

【按摩】用双手拇指按压肾俞穴 1 分钟，再按顺时针方向按揉约 1 分钟，然后按逆时针方向按揉约 1 分钟，以局部出现酸、麻、胀感觉为佳。

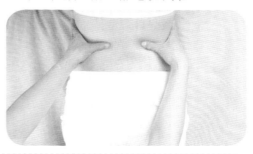

专家解析

　　按摩以上四穴，具有补益肝脾肾、疏风泄热、养阴柔筋的作用，缓解此症型痛风的痹痛不适。

## 刮痧疗法

### 刮拭行间穴

【定位】位于足背侧，当第1、第2趾间，趾蹼缘的后方赤白肉际处。

【刮拭】用垂直按揉法按揉足背部行间穴，力度适中，以局部皮肤潮红出痧为度。

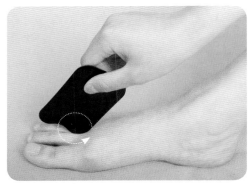

### 刮拭太溪穴

【定位】位于足内侧内踝后方，当内踝尖与跟腱之间的凹陷处。

【刮拭】以面刮法太溪穴，力度适中，以局部皮肤潮红出痧为度。

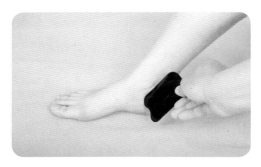

### 刮拭承山穴

【定位】位于小腿后面正中，委中与昆仑之间，当伸直小腿或足跟上提时腓肠肌肌腹下出现尖角凹陷处。

【刮拭】以面刮法从上向下刮拭承山穴，力度适中，以局部皮肤潮红出痧为度。

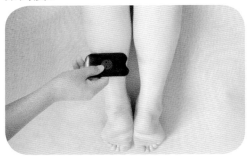

### 刮拭太冲穴

【定位】位于足背侧，当第1跖骨间隙的后方凹陷处。

【刮拭】用垂直按揉法按揉太冲穴，力度适中，以局部皮肤潮红出痧为度。

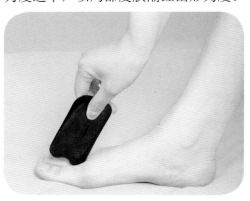

专家解析

刮拭以上四穴，具有补益肝肾、柔筋强骨的作用，缓解此症型痛风的骨节屈伸不利。

# 附录：常见食物嘌呤含量表

| 每 100 克食物含嘌呤 30 毫克以下的常见食物 | | | | | |
|---|---|---|---|---|---|
| 鸡蛋 | 0.4 | 芹菜 | 8.7 | 茄子 | 4.2 |
| 葡萄 | 0.5 | 青椒 | 8.7 | 豆芽菜 | 14.6 |
| 苹果 | 0.9 | 蒜头 | 8.7 | 黄瓜 | 14.6 |
| 冬瓜 | 2.8 | 木耳 | 8.8 | 奶粉 | 15.7 |
| 番瓜 | 3.3 | 海蜇皮 | 9.3 | 牛奶 | 1.4 |
| 蜂蜜 | 3.2 | 萝卜干 | 11 | 大米 | 18.1 |
| 洋葱 | 3.5 | 苦瓜 | 11.3 | 芫荽 | 20.2 |
| 海参 | 4.2 | 丝瓜 | 11.4 | 草莓 | 21 |
| 番茄 | 4.3 | 猪血 | 11.8 | 苋菜 | 23.5 |
| 小米 | 6.1 | 芥菜 | 12.4 | 麦片 | 24.4 |
| 姜 | 5.3 | 卷心菜 | 12.4 | 雪里蕻 | 24.4 |
| 马铃薯 | 5.6 | 葱 | 13 | 花菜 | 24.9 |
| 酸乳酪 | 7 | 菠菜 | 23 | 韭菜 | 25 |
| 葫芦 | 7.2 | 啤酒 | 14 | 鲍鱼菇 | 26.7 |
| 白萝卜 | 7.5 | 啤酒（无酒精） | 3 | 蘑菇 | 28.4 |
| 胡瓜 | 8.2 | 辣椒 | 14.2 | 四季豆 | 29.7 |
| 核桃 | 8.4 | 车厘子 | 17 | 猪皮 | 29.8 |
| 榨菜 | 10.2 | 空心菜 | 17.5 | 栗子 | 16.4 |
| 胡萝卜 | 5 | 扁豆 | 18 | 红枣 | 6 |
| 每 100 克食物含嘌呤 30 ～ 75 毫克的常见食物 | | | | | |
| 枸杞子 | 31.7 | 黑麦等制成的薄脆饼干 | 60 | 黑芝麻 | 57 |
| 花生 | 32.6 | 火腿（北京） | 55 | 金针菇 | 60.9 |

（续）

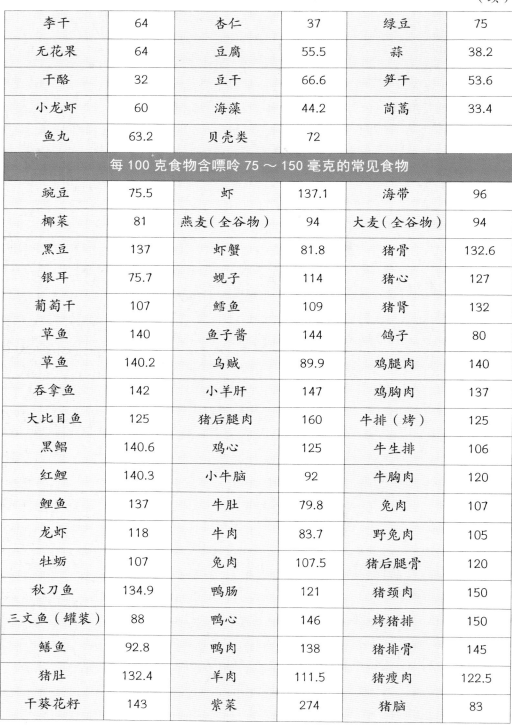

| 李干 | 64 | 杏仁 | 37 | 绿豆 | 75 |
|---|---|---|---|---|---|
| 无花果 | 64 | 豆腐 | 55.5 | 蒜 | 38.2 |
| 干酪 | 32 | 豆干 | 66.6 | 笋干 | 53.6 |
| 小龙虾 | 60 | 海藻 | 44.2 | 茼蒿 | 33.4 |
| 鱼丸 | 63.2 | 贝壳类 | 72 | | |
| 每 100 克食物含嘌呤 75 ～ 150 毫克的常见食物 | | | | | |
| 豌豆 | 75.5 | 虾 | 137.1 | 海带 | 96 |
| 椰菜 | 81 | 燕麦（全谷物） | 94 | 大麦（全谷物） | 94 |
| 黑豆 | 137 | 虾蟹 | 81.8 | 猪骨 | 132.6 |
| 银耳 | 75.7 | 蚬子 | 114 | 猪心 | 127 |
| 葡萄干 | 107 | 鳕鱼 | 109 | 猪肾 | 132 |
| 草鱼 | 140 | 鱼子酱 | 144 | 鸽子 | 80 |
| 草鱼 | 140.2 | 乌贼 | 89.9 | 鸡腿肉 | 140 |
| 吞拿鱼 | 142 | 小羊肝 | 147 | 鸡胸肉 | 137 |
| 大比目鱼 | 125 | 猪后腿肉 | 160 | 牛排（烤） | 125 |
| 黑鲳 | 140.6 | 鸡心 | 125 | 牛生排 | 106 |
| 红鲤 | 140.3 | 小牛脑 | 92 | 牛胸肉 | 120 |
| 鲤鱼 | 137 | 牛肚 | 79.8 | 兔肉 | 107 |
| 龙虾 | 118 | 牛肉 | 83.7 | 野兔肉 | 105 |
| 牡蛎 | 107 | 兔肉 | 107.5 | 猪后腿骨 | 120 |
| 秋刀鱼 | 134.9 | 鸭肠 | 121 | 猪颈肉 | 150 |
| 三文鱼（罐装） | 88 | 鸭心 | 146 | 烤猪排 | 150 |
| 鳝鱼 | 92.8 | 鸭肉 | 138 | 猪排骨 | 145 |
| 猪肚 | 132.4 | 羊肉 | 111.5 | 猪瘦肉 | 122.5 |
| 干葵花籽 | 143 | 紫菜 | 274 | 猪脑 | 83 |